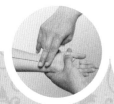
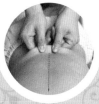
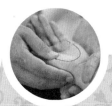

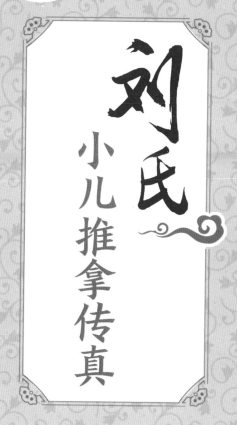

刘氏
小儿推拿传真

主　编　邵湘宁

副主编　钟　飞　章　薇
　　　　汤　伟　彭　进

编　委　（以姓氏笔画为序）
　　　　王小军　叶　勇
　　　　朱　静　刘盈盈
　　　　刘景元　李　雪
　　　　邵　渝　易宣超
　　　　徐　瑛　唐乐平

人民卫生出版社

图书在版编目（CIP）数据

刘氏小儿推拿传真/邵湘宁主编. —北京：人民卫生出版社，2017

ISBN 978−7−117−24898−3

Ⅰ.①刘… Ⅱ.①邵… Ⅲ.①小儿疾病－推拿 Ⅳ.①R244.15

中国版本图书馆 CIP 数据核字（2017）第 197536 号

| 人卫智网 | www.ipmph.com | 医学教育、学术、考试、健康，购书智慧智能综合服务平台 |
| 人卫官网 | www.pmph.com | 人卫官方资讯发布平台 |

刘氏小儿推拿传真

主　　编：邵湘宁
出版发行：人民卫生出版社（中继线 010-59780011）
地　　址：北京市朝阳区潘家园南里 19 号
邮　　编：100021
E - mail：pmph @ pmph.com
购书热线：010-59787592　010-59787584　010-65264830
印　　刷：北京盛通印刷股份有限公司
经　　销：新华书店
开　　本：710×1000　1/16　印张：11
字　　数：128 千字
版　　次：2017 年 10 月第 1 版　2022 年 3 月第 1 版第 6 次印刷
标准书号：ISBN 978-7-117-24898-3/R・24899
定　　价：65.00 元

打击盗版举报电话：**010-59787491**　　**E-mail：WQ @ pmph.com**
（凡属印装质量问题请与本社市场营销中心联系退换）

刘氏 小儿推拿传人

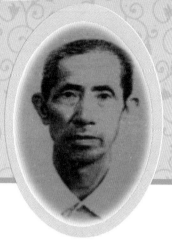

——刘开运生平简介

刘开运(1919—2003),男,苗族,湖南省花垣县麻栗场镇老寨村人。湖南省首批名老中医,我国推拿领域一代名师,曾担任全国第一届推拿专业委员会副主任委员、湖南省第一届推拿专业委员会主任委员。出身于中医世家,苗族后裔,家族业医已三百余年。祖传中医、苗医、推拿三套绝技,融汉、苗医药于一炉,独树一帜,是国内唯一精通中医、苗医、推拿的名老中医,尤以独具特色的小儿推拿而蜚声于国内外。1959 年,被派往上海推拿学校,参加卫生部主办的全国推拿师资进修班,与丁季峰等推拿大师一起进行学术经验交流,后留任湖南中医学院附一医院从事推拿临床工作。1968 年,响应国家"把医疗卫生工作的重点放到农村去"的号召,前往湘西自治州古丈县平坝乡开展卫生工作。1970 年,调入吉首大学医学院前身吉首卫校,从事中医推拿临床和教学工作。

刘老一生学验俱丰,造诣精深,尤其在小儿推拿方面尊古而不泥古,承家技而敢创新,自成流派,独树一帜。刘老认为小儿推拿以手代针药,取功效于指端。从五经推治虽施之体表,意在调整患儿体内阴阳及脏腑功能。五脏在生理上相互协调、相互促进，在病理上必然相互影响。前人多以五行生克制化之理说明小儿五脏病机，决策治法。刘老认为运用五经推治来调整脏腑功能，同样不能只单纯考虑一个脏腑，而应注意调整脏腑之间的关系。因此，他运用五行生克制化理论，结合小儿病理生理特点，创立了独特的五经配伍推治法。同时在手法方面，刘氏小儿推拿逐步形成以推、揉为主，拿、按为次，兼以摩、运、搓、摇、掐、捏的特点，并形成了一套独特、实用的复式操作法。刘氏小儿推拿操作套路清晰，取穴精准，与中国文化、中医药文化一脉相承。

刘老在钻研理论的同时勤于临床实践，善于灵活运用推拿手段治疗小儿各种疾病，疗效显著。1993 年，湖南省卫生厅中医局拨专款录制了"推拿奇葩"科教片，使刘氏小儿推拿疗法得到进一步的推广；同时刘老应邀参与了《中华医学百科全书》的编写，主笔"小儿推拿"；另撰写有《小儿推拿疗法》《分经脉诊概要》等专著；其"湖湘五经配伍针推流派传承工作室"已于 2012 年被国家中医药管理局批准为第一批全国中医学术流派传承工作室。

刘开运先生是我国中医推拿界的著名教育家，1983 年晋升为副教授，1996 年晋升为教授。他一生在医学教育的田地勤奋耕耘，工作出色，曾数次被评为全国、湖南省、湘西自治州先进教育工作者。《小儿推拿疗法》曾作为"小儿推拿学"教材育人无数，惠泽三湘后人。在他的精心培育下，我省已涌现了一批从事推拿教学的后起之秀。同时，他培育的学生，许多已成为我省乃至全国各级医院和医学研究机构从事本专业工作的主力军。

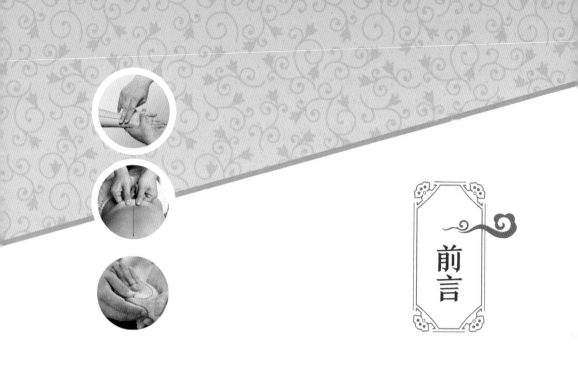

　　为了继承和推广我国已故著名推拿大师、湖南省名老中医刘开运独具特色的"刘氏小儿推拿"，我们组织了相关专家在刘氏遗著的基础上，编写了《刘氏小儿推拿传真》。为体现知识的完整性，本书从小儿推拿须知、小儿生理病理特点、小儿推拿诊法概要、小儿推拿辨证概要、刘氏小儿推拿常用手法、刘氏小儿推拿常用穴部及手法操作、小儿常见病症刘氏小儿推拿治疗、小儿保健推拿等八个方面进行介绍。其重点介绍刘氏小儿推拿基本手法 10 种、常用复式操作法 10 种；刘氏小儿推拿常用穴部及手法操作 74 个，其中包括头面部穴位 10 个、上肢部穴位 23 个、下肢部穴位 15 个、胸腹部穴位 12 个、肩背腰骶部穴位 14 个；另介绍 16 种小儿常见病症的刘氏小儿推拿治疗手法及小儿保健推拿。本书图片采用绘制图片与实体摄影照片相结合，同时配以二维码操作影像视频资料，以图文影像并茂的形式使刘氏小儿推拿基本手法、常用复式操作法、常用穴部及手法操作、小儿常见病症的推拿治疗手法操作一目了然，便于掌握，以期释解读者对刘氏以往著作中有关穴部及手法操作描述的疑惑。其图文影像并茂的特点，形象直观，使读者可以尽快入门,收到事半功倍的效果。本书供从事小儿推拿临床、教学、科研工作者及中医院校师生、基层医务人员使用,也可供育婴师、保育员、患儿家长及小儿推拿的爱好者学习参考。本书的编撰出版得到了湖南省中医药管理局、吉首大学、湖南中医药大学第一附属医院、湖南省中医药高等专科学校的高度重视和支持,在此表示衷心感谢。

编者

2017 年 8 月

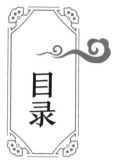

目录

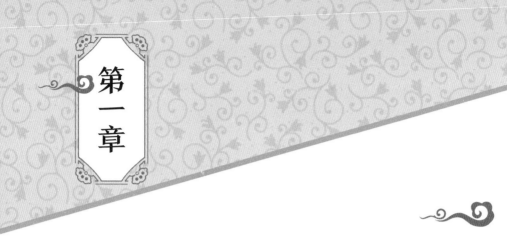

第一章

小儿推拿须知

小儿推拿是一种全凭手法来防治疾病的儿科常用外治法。它具有经济、简便、安全、易用的特点,并且在治疗某些疑难病症方面有独到之处,又无服药之痛苦,易为广大患儿接受。小儿推拿是运用各种不同的手法在患儿体表上进行点、面、线的操作,从而疏通经络,活利关节,畅通气血,祛邪扶正,调整脏腑功能,增加机体的自然抗病能力,以达到防治疾病目的的一种绿色自然疗法。

第一节　小儿推拿的优点

1. 经济简便　小儿推拿治病,不需要任何医疗设备,不受过多场所条件的限制,在医院及家庭均可进行。

2. 易于掌握　小儿推拿易于学习,只要我们刻苦练习,反复实践,就能熟练地掌握这种技术。

3. 安全可靠　小儿推拿是一种比较安全的治疗方法,只要诊断正确,并能辨证选用恰当穴位和手法,又能耐心细致地按操作规程施术,一般不会发生不良反应和医疗事故。

4. 疗效显著　目前小儿推拿应用于临床,治疗小儿疾病的范围越来越广,尤其对小儿常见病、多发病,如感冒、夜啼、泄泻等疗效更加显著。

第二节　小儿推拿的适应证与禁忌证

一、适应证

小儿推拿治疗疾病范围广泛,涉及小儿各系统病症,同时又具有预防保健作用。

1. 常见病症　小儿发热、咳嗽、肺炎喘嗽、呕吐、厌食、便秘、疳积、泄泻、营养不良、惊风、夜啼、遗尿、脱肛、鹅口疮等常见病症,推拿有较好的治疗效果。

2. 疑难病症　小儿脑性瘫痪、小儿肌性斜颈、小儿麻痹症等亦可用推拿治疗,但需结合其他疗法和康复训练。

3. 预防保健　小儿体质虚弱,常施以推拿还能起到保健防病作用。如经常摩腹、按揉足三里、捏脊,能促进消化,增强食欲,强壮体质,达到防病保健作用。

二、禁忌证

小儿推拿虽适应范围广,安全度大,但有些病症使用推拿治疗不仅无效,反而加重病情,故此类病症要禁用推拿治疗;有些病症可使用推拿治疗,但操作不当,会给患儿带来不必要的痛苦或造成不应有的医疗事故,此类病症要慎用推拿治疗。因此,临床上要严格掌握推拿的禁忌证。一般认为,以下病症宜禁用或慎用推拿治疗。

1. 各种急性传染病,如急性肝炎、白喉、肺结核、流行性乙型脑炎等。

2. 各种感染性疾病,如骨髓炎、化脓性关节炎、脑脓肿等。

3. 诊断不明者,如骨折、骨裂、关节脱位等,在明确诊断之前,不要轻易施以推拿。

4. 某些严重疾病,如器质性心脏病、小儿白血病、恶性肿瘤、脓毒血症等。

5. 某些急腹症,如胃、十二指肠急性穿孔等。

6. 各种出血症,如外伤出血、便血、尿血等。

7. 烧伤、烫伤及溃疡性皮炎的局部。

8. 久病体虚、过饥过饱,暂不宜推拿。

第三节　小儿推拿操作注意事项

1. 室内应保持一定的温度,不可过凉、过热;空气宜流通;在严寒季节,医生双手不可过凉,以免使小儿产生惊恐,造成操作时的困难。

2. 医者的指甲要修剪,每次操作前要洗手。

3. 患儿姿势要坐卧舒适,力求自然。

4. 在推拿时,患儿左右手皆可使用,但在习惯上无论男女,多采用患儿左手。

5. 医者操作时态度应和蔼镇静,特别是在患儿啼哭时,不能有急躁或厌烦情绪。

6. 手法操作时要按程序进行,不能操之过急,草草了事。刘氏小儿推拿一般操作顺序是头面部—上肢部—胸腹部—下肢部—肩背腰骶部,也可根据具体情况灵活运用。

7. 手法宜轻而柔和,不能过分用力,尤其是使用掐法时,应以不掐破皮肤为度。

8. 操作时需要一定量的润滑剂,通常用姜汁、乙醇、肥皂水,或用其他药物煎成的汤液。这样,推时不但能润泽皮肤,防止皮肤破损,而且有一定药理作用,可增强疗效。但是,取用要因病适时、就地取材,一般春季或寒证取姜汁等温热性药物,夏秋季或热证宜用乙醇、凉水或薄荷汁之类,但又不拘泥于季节,要以治疗需要酌情选用。

9. 推拿以每日 1 次为度,必要时也可以每日推 2~3 次。

10. 推拿后注意避风,以免复遭外邪侵袭,加重病情。特别在推拿后欲使之发汗的,更应注意。

11. 小儿推拿,一般适用于 10 岁以下的儿童,尤以 5 岁以下的小孩疗效更佳。

第四节　怎样学习小儿推拿

我们要掌握小儿推拿这门技术,首先应牢固地树立不怕苦、不怕累、不怕脏、全心全意为人民服务的思想。具体方法有如下几点:

1. 在了解中医基本理论及中医儿科学的基础上,应重点学习和掌握十四经脉、奇经八脉的分布以及经络线路上的主要穴位和小儿推拿的特定穴部、主治。

2. 了解和掌握小儿的生理和病理特点,小儿常见病的诊断和治疗原则。

3. 熟练掌握小儿推拿手法及其作用,按各种手法的要领及步骤进行反复练习。

4. 通过临床实践,正确理解手法要领,并刻苦练习,认真总结经验,这样才能由生到熟,熟能生巧,以至得心应手,运用自如,以适应疾病的无穷变化。

第五节　小儿推拿中常见的不良心理

在推拿中,内外因素的作用均可使患儿产生一些不良心理,这些不良心理将不同程度地影响手法的正确作用,也使推拿时间难以保证,常见的不良心理有以下几种:

1. 畏怯心理　这是推拿中最常见的不良心理。在父母怀抱中长大的孩子,尤其是婴儿,对父母有着明显的依恋性,把其视为安全基地。当一位陌生的医生在患儿体表推拿时,极易使其失去安全感,产生畏怯,甚至形成恐惧而表现为哭闹、退缩、躲避、拒绝,如果医生强行推之则不合作。

2. 愤怒心理　幼儿大脑兴奋性较强,抑制功能较弱,故好动是其特点,而推拿时,由于长时间在某个部位操作,束缚了他的行动。加之儿童自控力、耐受性差,容易使其产生愤怒,表现为躁动不安。其结果势必影响手法的方向,减弱有效力度,减少有效手次,最终降低疗效。

3. 抵触心理　儿童皮肤细嫩,病后敏感性增强,推拿操作时用力稍微过度或突然用力刺激,均可使被推部位感觉不适,造成肌肉收缩,形成抵触。医生用凶狠的声调也往往伤害了患儿的"自尊心",除可能产生畏怯外,年龄稍大的儿童多产生抵触心理,即以被推部位的肌肉收缩而示反抗。其结果影响力的渗透,最终也降低疗效。

4. 疑虑心理　多见于年龄稍大的儿童。他们随着年龄的增大,与外界接触的增多,大脑发育逐渐完善,故对疾病有一定的认识(如打针、吃药),当第一次接受推拿时由于对这一疗法不甚了解,表现为挑剔性的提问多,如:"比打针还痛吗?""推一次会好吗?"对此若不进行很好的解释则可能造成拒绝或不合作。

第六节　小儿推拿常用介质

推拿时,为了减少对皮肤的摩擦损伤,或者为了借助某些药物的辅助作用,可在施术部位的皮肤上涂抹液体、膏剂或粉末,这些液体、膏剂或粉末统称为推拿介质,亦称推拿递质。推拿时应用介质,在我国有悠久的历史。如《圣济总录》说:"若疗伤寒以白膏摩体,手当千遍,药力乃行,则摩之用药,又不可不知也。"《景岳全书》说:"治发热便见腰痛者,以热麻油按痛处可止。"目前,小儿推拿临床中运用的介质种类颇多,如滑石粉、酒精、姜汁等。

一、介质的种类与作用

1. 滑石粉　即医用滑石粉,有润滑皮肤的作用,适用于各种病症,是临床上最常用的介质,在小儿推拿中应用最多。

2. 爽身粉　即市售爽身粉,有润滑皮肤吸水的作用,质量较好的爽身粉可代替滑石粉应用。

3. 酒精　20%~30% 的酒精,有清热消暑、润滑皮肤的作用,一般在夏季常用,对小儿外感发热能起到退热的辅助疗效。

4. 姜汁　将生姜捣碎取汁,或将生姜片用75% 的酒精浸泡而成,有散寒止痛,温中止呕,温润皮肤作用,常用于冬春季及小儿虚寒证。

5. 白酒　即食用白酒,有活血祛风,散寒除湿,通经活络的作用,对发热病人尚有降温作用,一般用于急性扭挫伤。

6. 冬青膏　由冬青油、薄荷脑、凡士林和少许麝香配制而成,具有温经散寒和润滑作用,常用于治疗软组织损伤及小儿虚寒性腹泻。

7. 薄荷水　取5%薄荷脑5克,浸入75%乙醇100毫升内配制而成,具有温经散寒,清凉解表,清利头目和润滑作用,常用于治疗小儿虚寒性腹泻及软组织损伤,用按揉法、擦法可加强透热效果。

8. 凉水　即食用洁净凉水,有清凉肌肤和退热作用,一般用于热证。

9. 麻油　即食用麻油,运用擦法时涂上少许麻油,可增强手法透热作用,提高疗效,常用于刮痧疗法中。

10. 蛋清　将鸡蛋穿一小孔,取蛋清使用,有润滑皮肤、清凉退热、祛积消食作用,适用于小儿外感发热,消化不良等病症。

二、介质的选择

1. 辨证选择　根据证型的不同选择不同的介质。总之可分为两大类,即辨寒热和辨虚实。寒证,使用温热散寒作用的介质,如姜汁、冬青膏等;热证,使用清凉退热作用的介质,如凉水、酒精等。虚证,使用滋补作用的介质,如麻油、冬青膏等;实证,使用清、泻作用的介质,如蛋清、薄荷水等。其他证型可用一些中性介质,如滑石粉、爽身粉等,取其润滑皮肤的作用。

2. 辨病选择　根据病情的不同选择不同的介质。软组织损伤,如关节扭伤可选用活血化瘀、消肿止痛、透热性强的介质,如白酒、冬青膏等;小儿肌性斜颈选用润滑性较强的滑石粉、爽身粉等;小儿发热选用清热性能较强的凉水、酒精等;小儿风寒感冒可

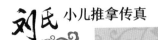

选用具有温中散寒作用的姜汁。

　　3. 辨季节选择　一般是冬、春取用姜汁等温热之类;夏、秋取用酒精、凉水等清凉之类。

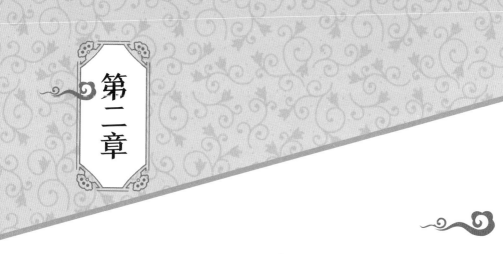

小儿生理病理特点

　　小儿的生理与病理特点都与成人有所不同,历代儿科医家有关的论述很多。其生理特点主要有两个方面:脏腑娇嫩,形气未充;生机旺盛,发育迅速。按照阴阳学说来概括,即阳既未盛,阴又未充。生理是其常,病理是其变,其病理特点主要表现为"易虚易实,易寒易热"。然而虽发病容易,传变迅速,但因脏气清灵,易趋康复。掌握这些特点,对小儿的健康保健和疾病的诊断、防治都有极其重要的意义。

第一节　小儿的生理特点

一、脏腑娇嫩,形气未充

　　脏腑娇嫩是指小儿机体各个系统和器官的发育不全和脆弱。形气未充是指小儿形态和功能均未发育完善。脏腑娇嫩和形体未充概括了小儿生理特点的一个方面。在这一方面，历代医学家有较多的论述。如《灵枢·逆顺肥瘦》提出小儿体质特点说："婴儿者，肉脆血少气弱。"《小儿药证直诀》说："五脏六腑，成而未全……全而未壮。"陈文中《小儿病源方论》说："小儿一周之内，皮毛、肌肉、筋骨、脑髓，五脏六腑、营卫、气血皆未坚固。"吴鞠通《温病条辨·解儿难》说："小儿稚阳未充，稚阴未长者也。"以上都说明了小儿生理的特点，可以归纳为：脏腑娇嫩，气血未充；脾胃薄弱，肾气未充；肌肤柔嫩，腠理疏松；神气怯弱，筋骨未坚。

二、生机旺盛，发育迅速

生机旺盛，发育迅速是小儿生理的另一个特点，这和上述特点是一个问题的两个方面。由于脏腑娇嫩，形气未充，所以在生长发育过程中，其体格、智力及脏腑功能，均不断向完善成熟方面发展。年龄越小，生长发育的速度也越快，古代医家对小儿的这种生理现象称为"纯阳"。《颅囟经·脉法》首先提出"凡孩子三岁以下，呼为纯阳，元气未散"。《温病条辨·解儿难》也说："古称小儿纯阳，此丹灶家言，谓其未曾破身耳，非盛阳之谓。"所谓"纯阳"，是指小儿在生长过程中，表现为生机旺盛，蓬勃发展，好比旭日之初生，草木之方萌，蒸蒸日上，欣欣向荣之势，并非说正常小儿是有阳无阴，阳亢阴亏之体。

总之，我国历代儿科医学家通过长期的观察和临床实践，关于"稚阴稚阳"和"纯阳"之体的两个理论观点，概括了小儿生理特点的两个方面。前者是指小儿机体柔弱，阴阳两气均较幼稚不足；后者则是指在生长发育过程中，生机蓬勃，发育迅速，与成人迥然不同。

第二节 小儿的病理特点

一、发病容易,传变迅速

小儿由于脏腑娇嫩,形气未充,体质和功能较脆弱,因而对疾病的抵抗能力也较差;加上寒暖不能自调,饮食不知自节,因此外易为六淫所侵,内易为饮食所伤,肺、脾两脏尤易患病,常见为伤风感冒和消化不良、腹泻等,小儿对突然发生的强烈刺激往往不能忍受而容易出现惊厥。在先天禀赋不足或后天喂养失调等因素下,常可引起发育障碍,出现解颅、五迟、五软、智力不足等病态。在小儿疾病的发展与转归过程中,寒热虚实转换比成人快,一方面小儿病情变化迅速,具体表现为易虚易实,易寒易热,若调治不当,护理失宜,病情容易由轻变危。如偶患感冒,可瞬即转为肺炎,出现咳嗽、气急、鼻煽、涕泪等肺气闭塞之象。若不及时予以开宣肺气,则又可迅速出现正虚邪陷,心阳不振,气滞血瘀,虚中有实之象。又如婴幼儿泄泻,原为外邪或内伤乳食的实证,但常易迅速出现液脱伤阴,甚或阴竭阳脱的危候。

二、脏气清灵,易趋康复

在小儿疾病的发展过程中,由于其生机旺盛,发育迅速,活力充沛,患病以后容易恢复,这是有利条件。小儿的病理有寒热虚实易变,病情易转恶化的一面;但其生机蓬勃,组织再生和修补的过程较快,且病因比较单纯,在疾病过程中又少七情影响,所以轻病容易治愈,重病只要及时治疗,护理得宜,比成人好转得快,容易恢复健康。即使出现危重证候,只要以分秒必争、全力以赴的精神,积极进行各种综合措施的抢救,预后也往往是比较好的。

如小儿肺脾疾病及感染性疾病虽为多见,但大都病程短,恢复得快;又如病程较长的疳证(干疳),皆由脾气虚致全身衰弱,形体消瘦,如皮包骨,经健其脾胃,调其饮食,适其寒热后,患儿大多可体重不断增加,慢性病也能早日康复。再如同样的疾病,如肝炎、肾炎等,其恢复的时间较成人为快,正如《景岳全书·小儿则》所说"……且其脏气灵,随拔随应,但能确得其本而取之,则一药可愈,非若男妇损伤积痼痴顽者之比,余故谓其易",是对儿科生理、病理及治疗特点的概括。

第三节　小儿的五脏特点

明代儿科名医万全根据钱乙"脏腑虚实辨证"理论,提出小儿:"五脏之中肝有余,脾常不足肾常虚,心热为火同肝论,娇肺遭伤不易愈。"这一论述明确提出小儿五脏特性是:肺脏娇嫩,脾常不足,肾常虚,肝常有余,心常有余,即所谓小儿五脏"三不足两有余"的理论,所以万全在《万氏育婴秘诀·五脏证治总论》中谈到"有余为实,不足为虚"。

一、心的生理功能与特性

1. 主血脉　指心气推动和调控血液在脉管中运行,流注全身,发挥其营养和滋润作用。心主血的内涵,是心气推动血液运行,以输送营养物质达于全身脏腑形体官窍,维持其生理功能和生命活动。

2. 藏神　又称主神明或主神志,指心有统率全身脏腑、经络、形体、官窍的生理活动和主司精神、意识、思维和情志等心理活动的功能。人体之神有广义和狭义之分。心所藏之神,既是主宰生命活动的广义之神,又包括精神、意识、思维、情志等狭义之神。

心主血脉与藏神功能密切相关。血液是神志活动的物质基础之一,心血充足则能化神、养神而使心神灵敏不惑。而心神清明,则能驭气并调控心血的运行,以濡养全身及心脉自身。

3. 心的生理特性　小儿阴常不足,木火同气,心肝之火易亢。肾阴之水不足,水不制火,心少克制,心火易炎,因此小儿心气旺盛有余,故有"心常有余"的生理特点。然心之有余又是相对的,稚弱的,并非强实的,成熟的,完善的,小儿气血尚未成熟,故心血不足,心主血脉,心藏神功能稚弱。

4. 心的病理特性　小儿患病心火易炎,邪易内陷心包,上扰神明,临床出现烦躁不安,甚至蒙蔽心包,发生神志昏迷。

二、肺的生理功能与特性

1. 主气司呼吸　包括主呼吸之气和主一身之气两方面。肺主呼吸之气,亦称"肺司呼吸"。肺是体内外气体交换的场所,通过肺的呼吸,吸入自然界的清气,呼出体内的浊气,以实现体内外气体的交换。肺不断地进行体内外气体交换,吐故纳新,促进了宗气的生成,并调节着气机,从而保证了人体新陈代谢的正常进行。肺要保持其司呼吸功能的正常,除肺阴起着滋润作用外,主要依赖于肺气的宣发和肃降作用。首先,体现于宗气的生成方面,宗气是人体气的一部分,它是依靠脾运化的水谷之精气与肺吸入的自然界清气相结合而生成,通过心脉而布散到全身。其次,体现于气机的调节方面,人身之气是运动不息的,气的运动叫做气机。气机的调畅与否,除与肝的疏泄功能密切相关外,肺气的调节作用亦十分重要。含有水谷精微的血液,从心通过经脉而汇聚于肺,经过肺的呼吸功能进行气体变换,然后再通过经脉仍回到心,最后输布到全身。

2. 主行水　肺主行水,是指肺气的宣发、肃降作用,能够推动和调节全身水液的输布和排泄。一是通过肺气的宣发作用,将脾气转输至肺的水液和水谷精气中的轻清部分,向上向外布散,上至头面诸窍,外达皮毛肌腠,以濡养之,并在卫气的作用下化为汗液排出体外。二是通过肺气的肃降作用,将水液及水谷精微中的较稠厚部分,向内向下输送至各脏腑以濡润之,并将脏腑代谢所产生的浊液(废水),下输至肾和膀胱,成为尿液。故说"肺为水之上源"。

3. 朝百脉,主治节　朝,即聚会之意。肺朝百脉,是指全身的血液,都要通过经脉而聚会于肺,通过肺的呼吸,进行体内外清浊气体交换,然后通过肺气的宣降作用,将富含清气的血液通过百脉而输布于全身。

4. 肺的生理特性　肺本为娇脏,难调而易伤。小儿肺常不足,包括肺的解剖结构尚未完善,生理功能活动尚未健全,加之小儿寒暖不知自调,家长护养常有失宜。故易形成易患肺系疾患的内因外因。肺为华盖,主一身之表。六淫外邪入侵,不管从口鼻而入还是皮毛而入,均先犯于肺,故有"肺常不足"的生理特点。脾与肺为母子关系,肺气的充足需脾气的充养,小儿"脾常不足",抗病功能较弱,难以充养肺气,故肺气亦不足,卫外不固,此即生理之肺脏娇嫩。

5. 肺的病理特性　生理上,肺的卫外功能相对不足,加之小儿寒暖不知自调,稍有护养失宜,则每易为外邪、时疫之邪所侵,不论从口鼻而入,还是从皮毛而受,均易先犯于肺,而发感冒、咳嗽、肺炎喘嗽、哮喘等肺系疾病。

三、脾的生理功能与特性

1. 主运化　脾主运化,是指脾有对饮食物进行消化,吸收其中的精微(即谷精)和津液(即水精),并转输至心肺,布达于全身的功能。

2. 主统血　脾主统血,是指脾有统摄血液在脉管之中流行,防止其逸出于脉外的功能。

3. 脾的生理特性　脾为后天之本,气血生化之源。小儿脾常不足,包括脾胃之体成而未全,脾胃之用全而未壮,乳食的受纳、腐熟、传导,与水谷精微的吸收、传输功能均显得和小儿的迅速生长发育所不相适应。加之小儿饮食不知自调,家长喂养常有不当,就形成了易患脾系疾病的内因外因。加之小儿肝常有余,脾受克制,故有"脾常不足"的生理特点。

4. 脾的病理特性　在小儿脾胃运化能力相对较弱的基础上,加之小儿乳食不知自节,稍有喂养失当,则易为乳食所伤而患伤食、食积、呕吐、腹痛、泄泻、疳症等脾胃病症。

四、肝的生理功能与特性

1. 主疏泄　肝主疏泄,是指肝气具有疏通气机,使之畅达的功能。

(1) 促进血液运行和津液代谢:血液的运行和津液的代谢,均有赖于气的推动作用和气机的调畅。

(2) 促进脾胃运化和胆汁分泌排泄:脾胃是具有消化功能的主要脏器,而肝的疏泄功能,对脾胃的消化起着协助作用。

(3) 调畅情志活动:情志活动属于心所主管,但与肝的疏泄功能密切相关。这是因为正常的情志活动依赖于气机的调畅。而肝能疏通气机,所以肝具有调畅情志活动的功能。

(4) 通调排精与排卵:女性月经的周期、经量等正常与否,以及男子的排精等,均与肝的疏泄功能关系密切。

2. 主藏血　肝藏血,是指肝具有贮藏血液、调节血流量和防止出血的生理功能。其藏血的生理意义,有涵养肝气、调节血量、濡养肝及筋目、为经血之源及防止出血等五方面。

3. 肝的生理特性 肝主人体生发之气,肝气生发则五脏俱荣。小儿生机蓬勃,精气未充,肝阳易旺,肝风易动,故有"肝常有余"的生理特点。但此有余为生长之气自然之有余,不是指小儿肝阳亢盛;此有余又是相对有余,是稚弱之有余,是相对于其他脏腑而言的,并非强实成熟之说。

4. 肝的病理特性 "肝常有余"的生理特点预示着小儿病理上容易出现肝火上炎,肝阳上亢,肝气横逆,肝风内动的实证与虚证。

五、肾的生理功能与特性

1. 藏精 主生长发育生殖与脏腑气化
（1）藏精:指肾具有贮存、封藏精气的生理功能。
（2）主生长发育和生殖:指肾精及其所化精气的生理作用。
（3）推动和调节脏腑气化:脏腑气化,是指脏腑之气的升降出入推动和调控着脏腑形体器官的功能,进而推动和调控着机体精气血津液各自的新陈代谢及其与能量相互转化的功能活动。

2. 主水 肾主水,是指肾气具有主司和调节全身水液代谢的功能。主要体现在两方面:
（1）肾气对参与水液代谢的脏腑的促进作用:机体水液的吸收、输布与排泄,是在肺、脾、肾、胃、小肠、大肠、三焦、膀胱等脏腑的共同参与下完成的,而肾气及肾阳、肾阴对水液代谢过程中各脏腑的气化功能,尤其是脾肺之气的运化和输布,具有重要的促进和调节作用。
（2）肾气的生尿和排尿作用:尿的生成和排泄,是人体水液代谢的重要环节。

3. 主纳气 肾主纳气,是指肾气有摄纳肺所吸入的自然界清气,保持吸气的深度,防止呼吸表浅的作用。

4. 肾的生理特性　肾为先天之本,元阴元阳之腑。小儿肾常虚,是指小儿脏腑虚弱,气血未充,肾中精气尚未旺盛,骨气未成。加之小儿生长发育,以及骨骼、脑髓、发、耳等外观与功能均与肾有密切关系。而小儿先天之肾精又须赖于后天脾胃生化之气的充养,才能逐步充盛,小儿未充之肾气又常与其迅速生长发育的需求显得不相适应,故有"肾常虚"的生理特点。

5. 肾的病理特性　由于先天肾精未充,故小儿常见与先天肾气不足有关的疾病,如五迟、五软、遗尿、解颅等。后天患病之后,日久则较成人更易发生肾气虚衰之症。

小儿推拿诊法概要

望、问、闻、切统称"四诊"，是中医诊断疾病的主要方法，在临床上，这四个方面不可偏废，不可孤立地看待某一方面，应该四诊合参，相互配合。推拿治疗小儿疾病，如同治疗成人疾病或采用其他疗法一样，也必须运用四诊这个中医诊断疾病的主要方法。但由于小儿有其生理、病理的特点，生长发育和病情反应均与成人有别，且乳婴儿不会言语，年龄较大的小儿亦往往不能正确诉说病情，加上就诊时常啼哭叫扰，影响脉象气息，给诊断造成困难。所以历代儿科医家都很重视望诊，在这一方面也积累了较丰富的经验，使临床辨证手段更加丰富和全面。

第一节　望　　诊

望诊是通过医生的视觉来观察病人神色、形态、指纹、舌象等外部的异常变化，经过分析判断出疾病所在属性的一种方法。望诊在诊断小儿疾病的过程中极为重要,历代医家将其列为四诊之首,故不可忽视。望诊时医者应态度和蔼,以防婴儿惊恐哭啼,使其尽量保持自然状态,这样就有利于观察病情,所获得的病情资料准确性才高。

一、望神色

这是指观察小儿的精神状态和面部及诸穴位的色泽。

1. 观神 精神的好坏,反映正气的盛衰。若目光有神,反应灵敏,精力充沛,神态活泼,是正气足、无病之象,虽病亦轻,易治;反之,若目光暗淡无神,反应迟钝,疲乏易睡,精神萎靡,呼吸不均等是有病之象,表示正气已伤,病情较重,不可麻痹大意。

2. 察面色与诸穴部位 观察患儿的面色与面部诸穴位的颜色是察色的主要方面,观察面色的润泽和枯槁以及面部诸穴位的颜色变化,可以推测疾病所在,病情的轻重和变化。具体如下:

(1)面部病色主病

面白:主寒、主虚。多为肺病,若面白浮肿为阳虚水泛,常见于阴水;面色惨白,四肢厥冷,多为阳气暴脱,可见于脱证;面白无华,唇色淡白,多为血虚,见于贫血;外感初起,风寒束表,也可见面色苍白。

面红:主热、主火。多为心病,面红耳赤,为风热外感;午后颧红,多为阴虚内热;若见两颧艳红,面光肢厥,冷汗淋漓,为虚阳上越,是阳气欲绝的危重证候。新生儿面色嫩红,为正常肤色,不属病态。

面黄:主湿、主虚。多为脾病,腹膨大者为脾胃功能失调,见于疳证;面黄无华,并伴有白斑,常为肠道寄生虫病;面目色黄而鲜,为湿热内蕴之阳黄;面目黄而晦暗者,为寒湿阻滞的阴黄。

面青:主惊、主痛、主瘀、主寒。多为肝病,面色青白并见愁苦皱眉,为里寒腹痛;面赤而晦暗,神昏抽搐,每见于惊风和癫痫发作之时;面赤而唇紫,呼吸急促,为肺气闭塞,气血瘀阻。

面黑:主寒、主痛。或内有水湿停饮,多为肾病;面色青黑,手足逆冷,多为阴寒证候;面色晦暗不华,兼有腹痛呕吐,可为药物或食物中毒;面色青黑惨暗,则为肾气衰竭,不论新病久病,皆属危重。如果小儿肤色红黑润泽,体强无病,是先天肾气充足之象。

(2)诸穴部病色主病

《石室秘录》曰:"看病必须察色,察色必须观面,面各有部位,不可不知。"所以,除了上述观察面部色泽变化外,还应根据面部色诊定位,来判断疾病所在。

小儿面部五脏定位:左颊部属肝,右颊部属肺,额上属心,鼻准属脾,颊下部属肾,其他名称,如图3-1所示。

额部:额间赤色者,主心经有热,多有烦躁惊惕时哭叫不安。

印堂:印堂色见淡白者,多为脾气虚弱;色见青黑者,多有腹痛夜啼。

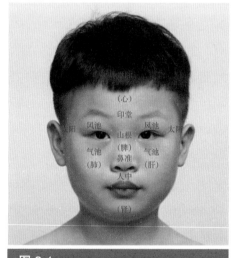

图 3-1

上眼睑:青而浮肿为寒兼湿;若见红纹显现,即是风热滞留于肠胃。

两颊部:左颊红色者为肝热;右颊红色者为肺热。

山根:青为惊、为痛;蓝为喘、为咳;蓝中现红纹患内热泄泻,若见赤乌之色一团,多为正患赤白痢疾;色青而暗滞不华,并向两侧蔓延扩大到眼眶周围而呈蝶形青暗色者,多因食郁日久,为疳证虚弱之状,或有虫证,兼有生冷杂物所伤而成诸疳者。

年寿:现红纹乃属热郁久留于肠胃。

鼻准:若见黄色,定是久患大便秘结;青色者,多为脾土虚寒。

唇环:口唇色赤而干燥者,乃多有脾经热遏,多伴有口干喜冷饮,烦躁不安,大便不通等症;唇口周围均现青色者,多为血虚脾寒,常伴有面白无华;唇周现黄色,多属脾有热,常伴有口臭不舒,环口见黑色,即色黑而晦暗不荣,为真脏色现,为肾绝之证,属危笃之证。

颏部:颏部赤色者,主肾与膀胱有气滞热结,而小便不通。

太阳:如见青筋暴露,是为消化不良已成疳积之征。

二、望形态

这是指观察病儿的形体和动态,即从小儿的形体强弱、肥瘦和活动的状态来推测疾病的变化。

小儿形体的望诊包括头囟、躯体、四肢、肌肤、毛发、指(趾)甲,检查时应按顺序观察。凡发育正常,筋骨坚强,肌毛肤润,姿态活泼,毛发润泽,活动自如为健康的表现;若形体消瘦,头发萎黄,筋骨软弱,皮肤干燥,神情呆滞,颅囟逾期不合者,多属先天不足或后天喂养失调而形成的病态。凡形体强壮者,不易感受病邪,即使有病也较易治疗而迅速康复,反之,形体瘦弱的小儿容易感染病邪,治疗亦较难迅速见效。

小儿在不同疾病中有不同姿态。如小儿俯卧者,为乳食内积;喜蜷卧者,多为腹痛;喜侧卧者,多为胸肋疼痛;仰卧少动,两目无神,多为久病、重病,体质已虚;颈项强直,手指开合,四肢拘急抽搐,角弓反张,乃属惊风;若翻滚不安,呼叫哭吵,两手捧腹,多为腹痛所致;端坐喘促,痰鸣哮吼,多为哮喘;咳逆鼻煽,胁肋凹陷,呼吸急促,常见于肺炎喘嗽。

三、审苗窍

苗窍是指舌为心之苗,肝开窍于目,脾开窍于口,肺开窍于鼻,肾开窍于耳及前后二阴。苗窍和脏腑的关系密切,脏腑一旦有病,每能反映于苗窍,故审查苗窍也是诊断中的重要环节。

1. 目睛 "目为肝之窍",实乃五脏精华之所在,一身神气荟萃之处。故察目除可候肝脏病变外,亦可候其他脏腑之病变,若见目赤,多为热、为火;目睛发黄,多为湿阻;若见青色,多主肝风;多泪为风热;目瞪少转或白膜遮多是疳积重症;昏不识人,瞳孔散大或缩小已无反应者,是元阳离绝之征象;目倦神疲,睡时露睛为气虚液脱之重症;目瞪呆视、直视、窜视或斜视为惊风之症。

2. 望鼻窍 "鼻为肺之窍",是肺之门户。临床若见鼻流清涕,为肺经感受风寒之邪,伤风感冒尚轻;涕浊而黄为风热入肺,若干枯无涕为肺闭邪毒较重;壮热喘息而鼻翼煽动则为肺热炽盛之征。

3. 望耳 "耳为肾之窍"。耳红多为风热;耳青多主惊风;色白乃为血虚甚;色黑干枯为危重症候;耳内疼痛流脓,为肝胆火盛,如聤耳;耳背络脉隐现红色,耳尖发凉,兼身壮热,多泪,常为麻疹之先兆;若以耳垂为中心的弥漫肿胀,则为痄腮的表现。

4. 望舌 舌为心之苗,又为脾之外候。由于舌通过经络直接或间接地联系许多脏腑,所以脏腑的精气可上营于舌,脏腑的病变亦可从舌质与舌苔的变化反映出来,从而可推断出疾病的性质、部位及正邪的消长情况。现就小儿疾病中常见的病态舌质与舌苔列述如下:

(1) 舌质(舌体):正常的舌色为淡红。若舌质淡白为气虚;舌质鲜红为热邪由表入里;舌尖红为心火上炎;鲜红并起芒刺,多为心火亢盛;舌边红为肝胆火旺;若见绛红,多为热邪入营血;舌红少苔,甚则无苔而干者,则为阴虚火旺;舌质紫暗或紫红,为气血瘀滞；舌起粗大红刺，状如杨梅者，常为烂喉痧的舌象；舌体干燥是津液枯涸之象；臃肿肥厚为水湿内蕴之征。

（2）舌苔：正常的舌苔应有一层薄薄白苔，干湿适中，不燥不滑。若见白苔为外感表证；薄黄苔多见热邪由表入里；黄苔为热甚；黄腻为湿热；黄燥带黑为热极。舌面无苔称光舌，多属阴虚；舌苔花，经久不愈，状如"地图"，多数为胃之气阴不足或兼湿热之证；若见舌苔厚腻垢浊，伴便秘腹胀者，为宿食内滞，中焦气机阻塞，这种舌亦称"霉酱苔"。

四、看指纹

指纹是指虎口直到示（食）指内侧的桡侧浅表静脉，可分为风、气、命三关，第一节为风关，第二节为气关，第三节为命关，诊察时可用手指轻轻从小儿示（食）指的命关推向风关，使指纹容易显露。观察指纹应将小儿抱向光亮之处，以便于观察指纹的变化。三关部位见（图3-2）。

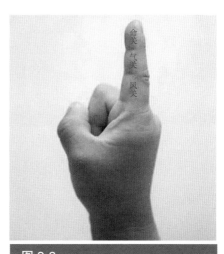

图 3-2

看指纹是古代医家对 3 岁以内的小儿用以代替脉诊的一种辅助诊断方法，用来辨别乳幼儿疾病的病因、性质及估计疾病的预后等。正常小儿的指纹多数应该是淡紫隐隐而不显于风关以上。若发生疾病，那么指纹的浮沉、色泽、部位等都能随之而发生变化。

1. 指纹的浮沉　浮主表，沉主里。

2. 指纹的色泽　红主寒，紫主热，青主惊，黑主瘀。如纹色鲜红为外感风寒;暗紫为邪热郁滞;紫黑为热邪深重或气滞血瘀;青色为惊风或属疼痛。指纹色淡,不论何种颜色,新病还是久病,都是虚证的表现。

3. 指纹的部位　指纹现于风关,病多轻浅而易治;现于气关,病情较重,邪已进一步深入;现于命关,病情危重。如果直透指甲,称"透关射甲",病多危殆。

此外,指纹郁滞,推之不畅,亦属实证。

看指纹是古代流传下来的一种辅助诊断方法,但临床实践说明它与疾病的符合率不及舌诊和脉诊。脉证不符时,可以"舍证从症"或"舍证从脉",当指纹与证不符时,同样可以"舍纹从证",以确保疾病诊断的正确性。

第二节　闻　诊

闻诊是医者用听觉和嗅觉诊察患儿声息和气味等,以帮助诊断疾病的一种方法。小儿哭声响亮,语声和谐,咳声均匀,无特殊气味等为正常。哭声尖锐而高多有疼痛;哭声嘶哑,呼吸不利,多为喉痛或喉头水肿;哭而无泪多属病重。语声低微,多属虚证、寒证;语声噪扰,狂言谵语,多属实证、热证。

口臭为胃热,吐酸为饮食停滞;大便臭秽为肠中积热;小便短赤,气味臊臭多为膀胱湿热;大便酸臭而稀,多为伤食;下利清谷,无明显臭味,为脾肾两虚。小便清长少臭,常为脾肾虚寒。

第三节　问　诊

问诊主要是通过询问家属或其他陪诊者,以了解病情的一种诊察方法。

一、问寒热

凡小儿蜷缩就睡,喜投怀抱多属虚寒。哺乳时觉其口舌热,多为发热。发热恶寒、恶风,多见外感之表证;高热不恶寒,多属内热。夏季久热不退,汗闭,口渴、尿多且清,多为暑热所致(小儿夏季热)。

二、问汗

表证无汗,多属外感寒邪;表证有汗,多属外感风邪。经常汗出不止,活动后更甚者是自汗,多因气虚卫阳不固所致;入睡汗出,醒后汗止,谓之盗汗,多为阴虚所致;汗出如珠,四肢厥冷,属危重病症。

三、问饮食

包括纳食和饮水两个方面。在纳食方面,小儿能按时乳食,食量正常而不吐泻,是正常现象;若不思饮食,所食不多,为脾胃虚弱的表现;腹胀满不思饮食,为伤食积滞;腹泻而不思饮食,为脾不健运;食谷不化,形体消瘦,多见于疳证。在饮水方面,若渴喜饮冷,则为热证;渴喜饮热,或口不渴则为寒证;频频引饮,口唇干燥,为胃阴不足,津液亏耗;渴不欲饮,则为中焦有湿。

四、问头身

小儿哭闹摇头或用手摸头,多为头痛。小儿肢体伸屈不宁而呻吟者,多为肢体疼痛。头仰不能俯,颈项强直,多为惊风等。

五、问二便

大便干燥难解,多属胃肠实热;大便时哭叫,多为腹痛;便溏完谷不化,多属脾胃虚寒。下痢赤白,里急后重,为痢疾;水泻带黄色或蛋花样,多为热证;水泻带绿色,多属寒症。小便色清而长为寒;量少而黄为热;小便混浊,多为膀胱湿热或疳证。

六、问胸腹

年龄较大的儿童,询问其胸腹的疼痛与胀满等,在诊断时有一定意义。胸胀满而频咳,为风邪束肺,肺气失宣;胸部闷塞,哮喘痰鸣,为痰阻肺络,如哮喘;胸痛发热,咳嗽而气促,可为肺炎喘嗽;胸闷心悸,面青气促,为心阳不振,心血瘀滞;心悸胸闷,头晕乏力,常为心之气阴不足;脘腹饱胀多为伤食积滞;腹痛隐隐,以脐周为主,多见于蛔虫证;上腹或右肋胀痛,面目黄染,为湿热黄疸等。此外,小儿急性腹痛,痛势剧烈,须注意外科疾患。

七、问睡眠

正常小儿睡眠总以安静为佳,年龄越小,睡眠时间越长。烦躁少睡,盗汗、发稀,可见于维生素 D 缺乏症(佝偻病);睡中磨齿,多为蛔虫证;夜间睡眠不宁,肛门瘙痒,多为蛲虫证。嗜睡和昏睡,在温热病多为邪入心包,或痰蒙心窍所致。

第四节 切 诊

切诊包括脉诊和按诊两个方面,也是诊断儿科疾病的辅助手法。

一、脉诊

由于小儿啼哭吵闹,不易合作,致使呼吸加快,影响脉象,因而小儿脉搏的迟、数、浮、沉变化较大,故 3 岁以下的小儿之脉搏难以为凭。小儿寸口脉位短,可采用一指定三关。小儿脉象较成人为快,年龄越小,脉搏越快,切脉时应注意。

小儿诊脉重点以浮、沉、迟、数辨别其表、里、寒、热;以有力无力辨别虚、实。浮脉为表证,沉脉为里证,迟脉为寒证,数脉为热证;脉有力为实证,脉无力为虚证。

二、按诊

包括按压和触摸头囟、颈腋、四肢、皮肤、胸腹等。

1. 头囟　正常小儿前囟在 18 个月内关闭,若逾期不闭,则为肾气不足,发育欠佳的表现;囟门凹陷,名"囟陷",可见于泻甚失水;囟门凸起,名"囟填",伴壮热,呕吐,为肝风内动之征;囟门不能应期闭合,囟门宽大,头缝开解,则为解颅。

2. 颈腋　颈项、腋下等处有许多小结节,质软不粘连,是正常现象。若结节肿大,伴发热压痛,则为痰毒;若病程迁延,结节大小不等,连珠成串,质地较硬,推之不易活动,则为瘰疬。

3. 四肢　四肢厥冷,多属阳虚;四肢拘急抽动,为惊风之征;一侧或双侧肢体细弱,不能活动,可见于小儿麻痹症的后遗症。

4. 皮肤　主要了解寒、热、汗的情况。肤冷汗多,为阳气不足;肤热无汗,为实热所致;手足心灼热为阴虚内热;皮肤按之凹陷,为水肿之征;皮肤干燥而松弛,常为吐泻失水之征。

5. 胸腹　胸骨高突为"鸡胸";脊柱高突,按之不痛为"龟背"。心尖搏动处,古书称为"虚里",是宗气会聚之处,若搏动太强,或节律不均,是宗气外泄,病情严重;若动之虚弱,触之不甚明显,此为宗气内虚;若搏动过速,伴有喘急,此为宗气不济,病情危重;胸胁触及串珠,两肋外翻,可见于佝偻病。若左胁肋下按之有痞块,属脾之肿大,右胁肋下按之有痞块,明显增大,则属肝之肿大。

　　小儿腹部柔软温和,按之不胀不痛为正常。腹痛喜按,按之痛减为虚痛、寒痛;腹痛拒按,按之胀痛加剧为里实腹痛;脐周腹痛,按之有条索状包块,按之痛减者,多属蛔虫证;腹胀形瘦,腹部青筋显露,多为疳证;腹部胀满,叩之鼓声,多为气滞腹胀;腹部胀满,叩之有液体波动之感,多为腹内积水。腹部有压痛时,检查从无痛处开始,最后才能触及痛处,以免小儿腹部肌肉突然收缩,影响检查,在检查时还须注意小儿表情,以推测痛处。

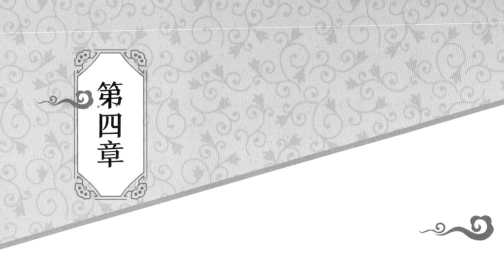

小儿推拿辨证概要

辨证,就是辨识分析疾病的证候,是医者认识和诊断疾病的方法之一。辨证的过程,就是运用医学理论和方法,将四诊所收集到的症状、体征等资料加以归纳和分析,从临床表现的内在联系中来判断疾病发生的部位、性质和邪正盛衰的情况,继而推断病情变化趋势的过程。临诊时只有把握这一过程,才能全面、客观地认识疾病,也才能正确地确定推拿治疗方案。

用于小儿推拿的辨证方法,主要有八纲辨证和脏腑辨证,现分述如下:

第一节 八 纲 辨 证

八纲,即指阴、阳、表、里、寒、热、虚、实八类证候。八纲辨证,就是通过对四诊所取得的资料进行综合分析,进而用以上八类证候归纳说明病变的部位、性质及疾病过程中邪正盛衰等情况的一种辨证方法。

疾病的证候尽管极其复杂,但其类别,不属于阴证,便属于阳证;病位的深浅,不属于表证,便属于里证;疾病的性质,不属于寒证,便属于热证;邪正的盛衰,邪气盛为实证,正气衰为虚证。所以,掌握八纲辨证,在诊断疾病的过程中,就能将错综复杂的证候加以概括,起到执简驭繁,提纲挈领的作用。因此,八纲辨证可作为一切辨证的总纲。

一、阴阳辨证

阴阳是概括疾病证候类别和性质的总纲,可以统括其余六个方面,即表、实、热属阳,里、虚、寒属阴。

二、表里辨证

表里辨证是辨别病变部位和病势轻重的一种方法。病邪侵犯人体,病证首先反应在肌表、经络者属表证;病邪入里或从内而生,使脏腑、气血等受病所表现的病证属里证。小儿因抵抗能力比成人差,故小儿疾病很容易由表入里,而以里证多见。

1. 表证特点　恶寒、发热、头痛、项强、鼻塞、流涕、肢痛、有汗或无汗、舌苔薄白、指纹显现、脉浮等。

2. 里证特点　壮热或潮热、烦躁、口渴、腹痛便秘或大便泄泻、呕吐、胸闷、舌质红、舌苔黄厚、唇干赤、指纹色紫、脉沉等。

三、寒热辨证

寒热辨证是辨别疾病属性的一种辨证方法。凡感受寒邪,或阳虚阴盛,功能衰退所产生的证候属寒证;凡感受热邪或阳盛阴虚,功能亢盛所产生的证候属热证。

1. 寒证特点　畏寒,口不渴或不多饮,喜食热食,手足发冷,面色苍白,小便清长,大便稀溏,舌淡苍白,指纹浅红带青色,脉沉迟等。

2. 热证特点　发热,口渴,喜冷饮,潮热烦躁,面红目赤,小便赤,大便干,舌质深红,舌苔干黄,指纹紫红色,脉数等。

四、虚实辨证

虚实辨证是辨邪正盛衰的一种辨证方法。虚者是指正气虚,即体质虚弱,功能低下或衰退;实者是指邪气实,即外邪盛而病者体质强壮;正气足是指生理功能旺盛。

1. 实证特点　新病急起,高热,谵语,角弓反张,躁动不安,面红目赤,大便秘结,腹胀痛而拒按,小便赤短,舌红苔黄燥,指纹深紫,脉洪大有力等。

2. 虚证特点　久病不愈,潮热,盗汗,面色苍白无华,两颊带红,倦怠乏力,腹胀腹痛而喜按,大便稀溏,小便清长而频数,舌淡苔白或为光舌,津液干涸,指纹淡红或色青,脉沉迟或细数无力等。

在具体运用"八纲"辨证时,对疾病的归类,并不是截然分割的,而是互相有着密切的联系。例如:表有表寒、表热、表虚、表实;里有里寒、里热、里虚、里实;也有表寒里热,表热里寒,表虚里实,表实里虚,或表里俱虚,表里俱热等。这就说明表里与寒热虚实,寒热与表里虚实,虚实与表里寒热,都有着错综复杂的联系。至于阴阳也是如此,阴中有阳,阳中有阴,从阴转阳,由阳转阴等。当然对于疾病的诊断,还需进一步结合脏腑辨证。

第二节　脏　腑　辨　证

五脏六腑的生理活动及其病理变化都有着不可分割的联系。

某一脏腑患病,往往影响其他脏腑;而其他脏腑有病,也可影响这一脏腑。由于脏腑之间存在着相互制约,相互依存的关系,所以在脏腑辨证中不仅要重视病症的寒热虚实,还应注意相关脏腑疾病的传变。只有这样才能作出正确的诊断和制定出有效的治疗措施。

所谓脏腑辨证,就是以脏腑患病后所显示出来的证候为依据,从而进行辨证的一种方法。临诊时采用脏腑辨证进行归经施治是小儿推拿治疗的特点。

一、脾病辨证

脾与胃相表里,开窍于口唇。脾主运化水谷,具有消化吸收,输送营养及水分,主持肌肉生长,统摄血液等主要生理功能,故称"脾为后天之本"。小儿脾病的证候,主要体现在水谷代谢功能的紊乱和与胃的关系失调两方面,常见证候如下:

1. 脾气虚　气短无力,食后闷胀,肢体倦怠,大便稀薄,舌质淡,脉虚。

2. 脾阳虚　面黄肌瘦,倦怠嗜睡,食谷不化,肢冷,大便稀溏,或久泻不止,甚则浮肿,洞泄,舌质淡白,指纹浅红或隐而不显,脉沉迟无力。

3. 脾胃实热　证见高热气急,面红唇干赤,烦渴狂饮,舌质红、苔黄燥,脉数疾。

4. 乳食积滞　证见食欲减少,或不思乳食,嗳嗝酸馊,腹胀痛而拒按,大便酸臭或夹有未消化之物,或有低热,舌苔厚腻,指纹紫滞,脉数。

5. 湿热困脾　证见胃脘痞满,食欲减退,身重体困,面目身黄,小便黄赤,大便溏薄,或有低热,唇红,舌苔厚腻,指纹红,脉滑数。

二、肝病辨证

肝与胆相表里,开窍于目。肝主疏泄,藏血,主筋,其性刚强喜条达,并能调节人的精神情志。小儿肝病证候的出现,主要为以上生理功能的改变与胆的关系失调,常见证候如下:

1. 肝火上炎　证见面红灼热,头晕头痛,两胁肋痛,口干口苦,呕吐黄苦水,心烦善怒,啼哭不安,目赤肿痛,耳鸣耳聋,小便黄赤,大便秘结,舌边红,指纹青紫,脉弦数。

2. 肝风内动　眩晕欲仆,筋肉牵掣或麻木不仁,四肢痉挛抽搐,角弓反张,舌质红苔薄黄,指纹青色,脉弦细而数。

3. 肝胆不宁　虚烦不寐,或噩梦惊恐,易惊或善恐,短气乏力,目视不明,口舌苔白,指纹蓝或青色,脉弦细。

三、心病辨证

心与小肠相表里,开窍于舌。心主血脉,主人的精神思维活动,故为人体生命活动的中心,小儿心病的证候,主要体现在以上生理功能的改变和与小肠关系失常等方面,常见证候如下:

1. 心火上炎　证见心悸不寐,烦热目赤,口舌糜烂疼痛,小便短赤,舌尖红,指纹深红,脉数疾。

2. 痰火内扰　证见高热,昏迷不省人事,或如痴如醉,哭笑无常,癫狂,舌质红,少津,舌苔黄腻,指纹紫蓝,脉滑数。

3. 心气虚　证见心悸气短,乏力,嗜睡,自汗(若为阳虚还可见畏寒、肢冷),舌淡白,指纹淡红,脉虚细而弱。

4. 心血虚　证见面色苍白无华,体倦无力,舌质淡红无苔,脉细,若心阴虚兼有内热,还可见面色潮红,五心烦热,盗汗,舌质光红,指纹淡红,脉细而数。

四、肺病辨证

肺与大肠相表里,开窍于鼻。肺主气,司呼吸,主宣发与肃降,肺主皮毛。五脏之中肺为娇脏,不耐寒热,所以外邪入侵首先犯肺。小儿的肺病证候,多体现在以上生理功能的改变和与大肠的关系失调等方面,常见证候如下:

1. 风寒束肺　恶寒发热,头痛身痛,鼻塞流涕,咳嗽痰白,舌苔薄白,指纹鲜红,脉浮紧。

2. 风热闭肺　证见发热咳嗽,气急痰鸣,鼻翼煽动,甚则胸高气促,颜面苍白,口唇发绀,神气闷乱,舌质红,苔黄燥,指纹深红,脉数急。

3. 痰浊壅肺　证见咳嗽气喘,甚则不能平卧,喉中痰鸣,痰液黏稠,舌苔黄腻,脉滑。

4. 阴虚肺燥　证见干咳少痰或无痰,时有痰中带血丝,午后潮热,两颧发红,口干鼻燥,盗汗,虚烦不眠,舌红少苔,指纹淡红,脉细数。

五、肾病辨证

肾与膀胱相表里,开窍于耳及二阴,肾主骨生髓,肾藏精,为生殖发育之源,其功能极为重要,故称"肾为先天之本",实为生命之根。小儿肾病证候,虽然也体现在其生理功能的改变和膀胱的关系失常等方面,但以虚证多见,故推拿治疗时,以补法为主,这是区别于其他脏腑的主要方面,常见证候如下:

1. 肾阴虚　证见头晕耳鸣,腰酸足软,形体虚弱,口渴咽干,健忘失眠,舌红少苔,脉细弱;若颧红唇红,骨蒸劳热,五心烦热,虚烦不寐,小便赤,大便秘,指纹淡红,脉细数,则为阴虚内热。

2. 肾阳虚　证见面色㿠白和黧黑,畏寒肢冷,腰酸腿软,尿频而清,甚则失禁,夜尿增多,遗尿,舌质胖淡,舌苔白,指纹淡红,脉沉弱(细)。

3. 肾虚水泛　证见周身浮肿,下肢尤甚,按之没指;腹胀满,尿少;水泛为痰则咳逆上气,痰多稀薄,气促,动则喘息;舌质胖嫩,舌淡苔白,脉沉细或沉滑。

4. 肾不纳气　证见气促喘逆,动则加重,咳逆汗出,面色浮白,舌苔淡白,脉虚弱。

第三节　刘氏小儿推拿治则

治则,就是治疗疾病的基本原则。刘氏小儿推拿的治则包括以下几个方面:

一、归经施治的治则

根据各类疾病的症状不同,病因各异,因此在临床上将一系列疾病的症状归属到某一经脉上加以治疗,这叫做归经施治。使用脏腑的分症归经治疗,先要辨其寒热虚实,然后采取清、补手法及配合适当穴位进行治疗,现将各类症状分归经脉如下:

咳嗽、流涕、气喘、痰鸣、发热等,归属肺经。

呕吐、腹泻、腹痛、食谷不化、痢疾、便秘等,属于脾经。

心悸、怔忡、贫血、弄舌、高热昏迷、直视等,属于心经。

抽搐、烦躁、气逆、胁痛、口苦等,属于肝经。

腰痛、下肢萎软、小便赤涩、遗尿、盗汗等,属于肾经。

根据脏腑表里关系,肺与大肠、脾与胃、心与小肠、肝与胆、肾与膀胱互为表里,所以治疗亦用表里兼治或论经施治。

二、五经相助与相制的治则

刘氏小儿推拿治疗上首选五经(脾经、肝经、心经、肺经、肾经),意在通过推五经,调五脏达到治疗疾病的目的。五脏在生理上相互协调、相互促进,在病理上必然相互影响,因此在运用五经推治来调整脏腑功能时,同样不能只单纯考虑一个脏腑,而应注意调整脏腑之间的关系。因此,刘氏小儿推拿运用五行生克制化理论,结合小儿病理生理特点,创立了独特的五经相助与相制的治则,并由此形成五经配伍推治法,如图4-1所示。

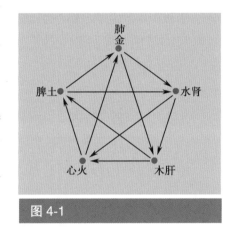

图 4-1

(一) 五经助制的关系

1. 脾助肺,肺助肾,肾助肝,肝助心,心助脾。

2. 脾制肾,肾制心,心制肺,肺制肝,肝制脾。

如图所示:五经循环为相助,隔一为相制,但在相制中,心肝两脏为阴中阳脏,心易动火,肝易动风,在病理情况下,其对肺脾两经的制约为损伤性制约。故推治时,清脾必清肝,清肺补肺必清心。其他各经制约关系均属制约性的,无病理意义。

(二) 五经相助与相制的原则

相助和相制,是治疗中主补、主泻,或兼补、兼泻的依据,医者根据这些规律在治疗上进行对标、对本的治疗。例如:

1. 脾病

虚证:主补脾,兼补心,补后要加清,更补肺,稍清肝,这样的取穴治法叫"补三抑一法"。

实证:主清脾,兼清肺,次清肝,稍清心。

2. 肝病

虚证:主补肝,兼补肾,更补心,稍清肺。

实证:主清肝,次清心,稍补脾。

3. 心病

虚证(血虚):主补心,再补脾,略补肾。

实证(实热):主清心,次清肝,再清肺,稍清脾,略补肾。这样的取穴治法叫"清四补一法"。

4. 肺病

虚证:主补肺,次补脾,再补肾,稍清心。

实证:主清肺,次清心,兼清肝。

5. 肾病

虚证:主补肾,次补肺,略补脾。

实证:主清肾,兼清肝。

(三) 应注意的几个问题

1. 五脏中脾、肺二经的虚证,可用补三抑一法,心、肝二经不一定要用,因为此二脏是阴中之阳脏,故要灵活掌握。

2. 脾经是后天的根本,故宜补不宜清,用了清法后可加补法,使其不伤及脾胃。

3. 肝经宜用清法,用补法需要注意妄动肝风。

4. 心经宜用清法,不宜用补法,若用补法后,要加清法调和。

运用推拿治疗不要固守陈规,最重要的是辨证施治,以治本为主,治标为辅。诊断正确,补泻适当,才能恰到好处,收到较好的疗效。切忌操之过急,大肆补泻,不但无益反而有损。因此治疗时应随时注意和慎重取穴,同时务必注意整体观念,全面兼顾,在辨症状、原因和得出正确诊断后,才能决定施治法。

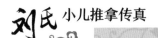

三、急救治则

1. 昏迷不醒应先开窍,取刺激性较强的穴位,如:十宣,合谷,老龙,肩井,仆参等。

2. 惊风、抽搐应先镇惊为要。取穴如:昆仑,仆参,中冲,曲池等。

第五章

刘氏小儿推拿常用手法

第一节　基　本　手　法

清·张振鋆在《厘正按摩要术》中首次将"按、摩、掐、揉、推、运、搓、摇"列为小儿推拿八法。刘氏小儿推拿根据临床需要增加了拿、捏两法，并形成以推、揉为主，拿、按为次，兼以摩、运、搓、摇、掐、捏的手法运用特点，习惯称为刘氏小儿推拿十法。

一、推法

【操作方法】　此法演变于成人推法，属螺纹推范畴。根据其操作形式不同有直推、旋推和分推之别。

1. 直推法　医者以一手握持患儿肢体，使被操作的部位或穴位固定向上；另一手拇指自然伸直，以螺纹面或其桡侧缘着力，或食、中指伸直，以指面着力，通过腕指部发力，带动着力部做单方向的直线推动。频率约为每分钟 150~200 次（图 5-1、图 5-2）。

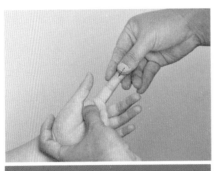

图 5-1　拇指直推法

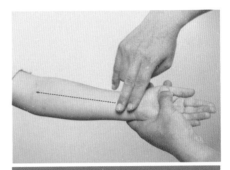

图 5-2　食中指直推法

2. 旋推法　准备式同直推法,医者以拇指螺纹面着力于患儿一定的穴位上,拇指主动运动,带动着力部做顺时针方向的环旋移动,频率约为每分钟 150~200 次(图 5-3)。

3. 分推法　医者以双手拇指螺纹面或其桡侧缘着力,通过腕部或前臂发力,带动着力部自患儿穴位或部位的中间同时向两旁做"← →"直线或"⁄⁀⁀⁀"弧线推动。一般可连续分推 50~100 次,频率约为每分钟 150~200 次(图 5-4)。

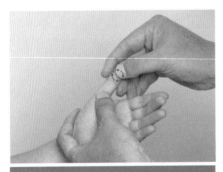

图 5-3　旋推法

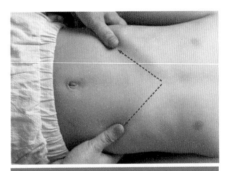

图 5-4　分推法

【注意事项】

1. 直推法　拇指着力做直推时,主要通过腕部带动拇指做主动的内收和外展活动;食、中指着力做直推时,主要通过腕部带动肘部做适当的屈伸活动。操作时,动作要轻快连续,一拂而过。同时必须直线进行,不可歪斜。

2. 旋推法　主要通过拇指做小幅度的旋转推动。动作要轻快连续,犹如用拇指做摩法,仅在皮肤表面推动,不带动皮下组织。要求动作协调,均匀柔和。

3. 分推法　操作时主要通过肘关节的屈伸活动带动指、掌着力部做横向直线分推;或通过腕部和拇指掌指关节的内收、外展活动带动拇指着力部做弧线分推。双手用力均匀,动作要柔和而协调,节奏要轻快而平稳。

4. 一般需辅以介质,不可推破皮肤,注意掌握手法的方向、轻重、快慢,以求手法的补泻作用,达到预期的疗效。

【临床运用】　推法是小儿推拿的主要手法。其中直推法适用于小儿推拿特定穴中的线状穴位或五经穴;旋推法主要用于面状穴位;分推法运用于头面、胸腹、腕掌、背部特定穴位。本法的功能特点是推以通之,即开通关窍、疏通经络、祛除邪气、调节脏腑。临床适用于各种小儿病症治疗。

二、揉法

【操作方法】　小儿揉法有别于成人,以指端揉运用最多。

医者以指端着力,吸定于患儿治疗部位或穴位上,指端不离开接触的皮肤,做轻柔和缓的小幅度、顺时针或逆时针方向的环旋揉动,带动该处的皮下组织一起揉动,频率约为每分钟 180~240 次(图 5-5)。

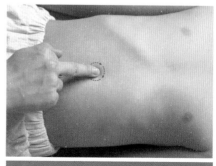

图 5-5　指揉法

【注意事项】

1. 揉法在操作时,着力部不能与患儿皮肤发生摩擦运动,也不能用力下压。

2. 旋转揉的动作与摩法颇为相似,需注意区别。揉法着力相对较重,操作时要吸定于治疗部位或穴位,并带动该处的皮下组织一起揉动;而摩法着力相对较轻,操作时仅在体表做抚摩,不带动该处的皮下组织。

【临床运用】 揉法也是小儿推拿的主要手法。揉法临床多与按法、掐法等相结合形成按揉法或掐揉法。揉法的功能特点是揉以散之,即具有理气导滞、活血化瘀、消肿止痛等功能,临床适用于各种小儿病症治疗。

三、按法

【操作方法】 小儿按法以指端按运用最多。

医者以拇指或中指指端或螺纹面用力,吸定在患儿治疗穴位上,垂直用力,向下按压,持续一定的时间,按而留之,然后放松,再逐渐用力向下按压,如此一压一放反复操作(图5-6)。

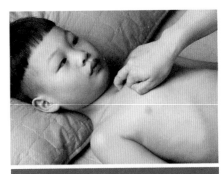

图 5-6 指按法

【注意事项】

1. 操作时,按压的力量要由轻到重,切忌用迅猛的暴力,以免造成组织损伤。

2. 按法结束时,不宜突然撤力,而应逐渐减轻按压的力量。

【临床运用】 小儿按法适用于全身各部的穴位。按法的功能特点是按以止之,即有止疼痛、止呕吐、止咳嗽、止泄泻等功能。

临床此法单独运用较少,往往与揉法结合使用。

四、摩法

【操作方法】　摩法有指摩法和掌摩法之别,小儿更适合指摩法。

指摩法:医者食、中、无名、小指四指并拢,掌指关节自然伸直,腕部稍悬屈,以指面着力,附着在患儿体表一定的部位或穴位上,前臂主动运动,通过腕关节做顺时针或逆时针方向的环形摩动,频率约每分钟120 次(图 5-7)。

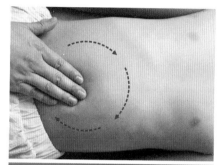

图 5-7　指摩法

【注意事项】

1. 指摩法操作时,腕关节自然屈曲在 30° 左右,形成摩动的力量主要源于前臂,操作速度不宜太快,也不宜太慢;压力不宜过轻,也不宜过重。小儿推拿摩法更强调轻巧、快捷。

2. 摩法要根据病情的虚实来决定手法的摩动方向,传统以"顺摩为补,逆摩为泻"。

【临床运用】　摩法主要适用于胸腹部。摩法的功能特点是摩以解之,即疏通气机、缓解疼痛、消食导滞。临床多用于气滞、食积、腹痛等消化系统病症治疗。

五、掐法

【操作方法】　医者手握空拳,拇指伸直,指腹紧贴在食指中节桡侧缘,以拇指指端着力,吸定在患儿的穴位或部位上,逐渐用力进行切掐(图 5-8)。

【注意事项】 掐法是强刺激手法之一,不宜反复长时间应用,更不能掐破皮肤。掐后常继用揉法,以缓和刺激,减轻局部的疼痛和不适感。

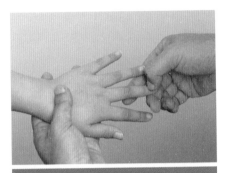

图 5-8 掐法

【临床运用】 掐法适用于头面部和手足部的穴位,临床多与揉法结合使用。其功能特点是掐以醒之,即强心醒神。常用于高热、昏迷、抽搐等病症的治疗。

六、捏法

【操作方法】 捏法操作方法有二:

其一:患儿俯卧,被捏部位暴露,医者以双手呈半握拳状,拳心向下,拳眼相对,用拇指指面吸定并顶住患儿肾俞穴两旁的肌肤,食、中指的指面前按,拇指、食指、中指三指同时用力将该处的皮肤夹持住并稍提起,然后双手交替用力,自下而上,一紧一松地挤压,并同时向前移动至肺俞穴处(图 5-9)。

其二:患儿俯卧位,被捏部位暴露,医者以双手呈半握拳状,拳心相对,拳眼相上,食指半屈曲,用其中指节的桡侧缘吸定并顶住患儿肾俞穴两旁的肌肤,拇指端前按,拇指、食指同时用力将该处的皮肤夹持住并稍提起,然后双手交替用力,自下而上,一紧一松地挤压,并同时向前移动至肺俞穴处(图 5-10)。

【注意事项】

1. 捏时要用指面着力,不能以指端着力挤压,更不能将肌肤拧转,或用指甲掐压肌肤,否则容易产生痛感。

2. 捏拿肌肤不可过紧,以防动作呆滞不易向前推进;过松则易滑脱。用力过重也易导致疼痛,过轻又不易得气。

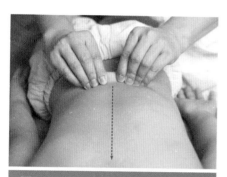

图 5-9　捏法一

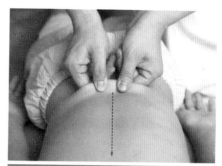

图 5-10　捏法二

3. 挤压向前推进移动时需呈直线,不可歪斜。

4. 捏法靠慢功奏效,不可急于求成。

【临床运用】　小儿捏法主要为捏脊,也称"翻皮"。其功能特点是捏以松之,即松络行气。临床主要用于胃肠道各种病症治疗。同时捏脊也是一种很好的保健手法。

七、运法

【操作方法】　医者一手托握住患儿手臂,使被操作的部位或穴位平坦向上,另一手以拇指或食指、中指的螺纹面着力,轻附着治疗部位或穴位上,做由此穴向彼穴的弧形运动或在穴周做周而复始的环形运动,频率约每分钟 60~120 次(图 5-11、图 5-12)。

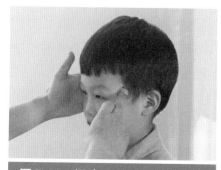

图 5-11　运法一

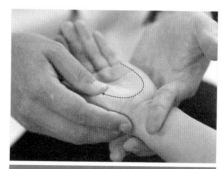

图 5-12　运法二

【注意事项】

1. 用力宜轻不宜重,作用力仅达表皮,只在皮肤表面运动,不带动皮下组织。运法的操作较推法轻而缓慢,幅度较旋推法为大。运法的方向常与补泻有关,操作时应视病情需要而选用。

2. 操作时一般可配合使用润滑剂作为介质,以保护患儿皮肤。

【临床运用】 运法多施于上肢部穴位,且往往与掐法相结合。运法的功能特点是运以祛之,即运正祛邪。临床常用于脾肾不和或脾虚所致的泄泻、呕吐、便秘、遗尿等病症的治疗。

八、拿法

【操作方法】 医者以拇指与食、中指的螺纹面相对用力,稍夹持住某一部位或穴位处的肌筋,并进行一紧一松、轻重交替、持续不断的提捏动作(图 5-13)。

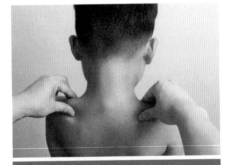

图 5-13 拿法

【注意事项】

1. 操作时不能用指端与爪甲内扣。

2. 操作时用力要由轻而重,不可突然用力或使用暴力,更不能拿捏过久。

3. 由于拿法的刺激较强,拿后继用揉摩手法,以缓解拿后不适。同时应注意拿法一般适宜在推拿最后施用。

【临床运用】 拿法主要适用于颈项、肩、四肢部。拿法的功能特点是拿以强之,即强心通络。临床主要用于小儿惊风、昏迷等危重病症的抢救,也可用于腹痛等病症的治疗及推拿收尾。

九、搓法

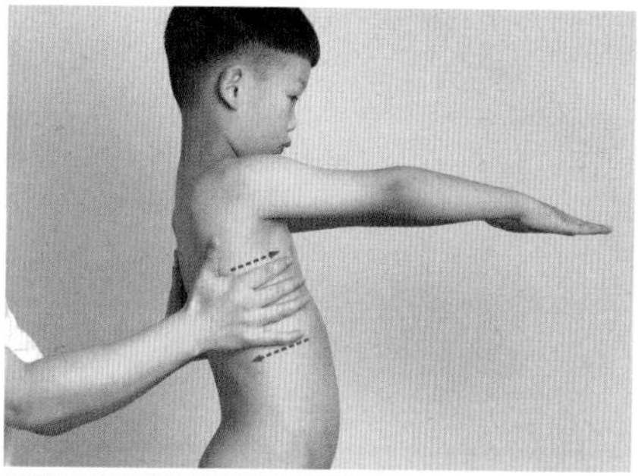

【操作方法】 患儿取坐位,医者双手指掌面着力,附着在肢体的两侧,相对用力夹持住患儿肢体,做方向相反的快速搓揉,并做上下往返缓慢移动(图 5-14)。

图 5-14　搓法

【注意事项】

1. 操作时,用力要对称而均匀,柔和而适中。不可用粗暴蛮力,以免搓伤皮肤。

2. 搓动要快,移动要慢,灵活而连续。

【临床运用】 小儿搓法主要用于胁肋部。搓法的功能特点是搓以除之,即活筋脉、除麻木、健脾胃、消积滞。临床主要作为肝胆、脾胃病症的治疗。

十、摇法

【操作方法】 医者一手托握住患儿需摇动关节的近端肢体,用另一手握住患儿需摇动关节的远端肢体,做缓和的顺时针或逆时针方向的环形旋转运动(图 5-15)。

【注意事项】

1. 被摇关节要放松,摇动力量应直接作用于被摇关节。

2. 摇转的幅度应控制在人体生理活动范围内进行,力量由轻到重,幅度由小到大,速度

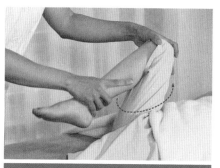

图 5-15　摇法

由慢到快,做到因势利导,适可而止,尤其强调不宜使用暴力。

【临床运用】 适用于肩、肘、腕及膝关节等。摇法的功能特点是摇以活之,即活利关节。

视频:
刘氏小儿推拿常用手法——基本手法

第二节 复式操作法

复式操作法是小儿推拿中的特定操作方法,它由一种或几种手法在一个或几个穴位上按一定程序进行特殊推拿操作。复式操作法古人又称"大手术""大手法",最著名的为"十三大手法"。刘氏小儿推拿临床常用的复式操作法有以下几种:

一、推胸法

【操作方法】 推胸法分别由按揉膻中、分推膻中、直推膻中、按压肋间四部分组成。

患儿坐位或仰卧位,医者坐其身前。用拇指或中指指腹按在膻中穴上揉转 50~100 次,称按揉膻中(图 5-16);继用两手中指指腹,从膻中穴同时向左右分推至两乳头 30~50 次,称分推膻中(图5-17);再用食指、中指、无名指并拢,以三指指腹从小儿胸骨上窝向下直推经膻中至胸骨下角 30~50 次,称直推膻中(图 5-18);最后用食、中指分开,以两指腹按压小儿一至五肋间的前正中线与锁骨中线之间的部位 3~5 遍,称按压肋间(图5-19)。以上四部操作,称"推胸法"。

【临床应用】 推胸法的功能特点是宽胸理气,止咳化痰,降

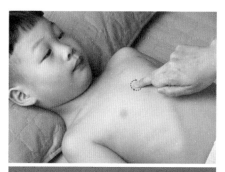

图 5-16　按揉膻中

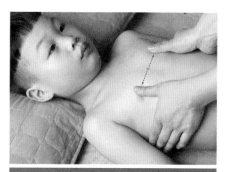

图 5-17　分推膻中

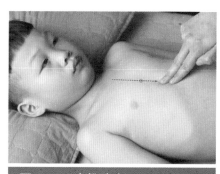

图 5-18　直推膻中

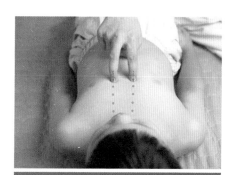

图 5-19　按压肋间

逆止呕。膻中穴为气之会穴,居胸中,胸背属肺,对各种原因引起的胸闷、气喘、咳嗽、呕逆均有效。

二、推腹法

【操作方法】 推腹法有安中调中、补中和消导三种方法。

患儿坐位或仰卧位,医者坐其身前。用中指指腹在中脘做顺时针方向揉转100~200次,称安中调中法(图 5-20)。用中指指腹做逆时针方向揉转

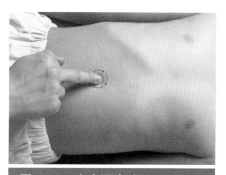

图 5-20　安中调中法

49

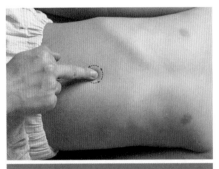

图 5-21 补中法

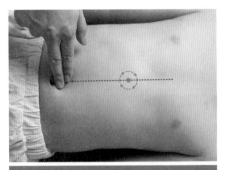

图 5-22 消导法

100~200 次,称补中法(图 5-21)。先做安中调中法,继用食、中两指从小儿剑突下,轻轻直推至脐,次数为揉转次数的 1/2,称消导法(图 5-22)。以上三法总称"推腹法"。

【临床应用】 推腹法的功能特点是健脾和胃,消食导滞,补脾益气,降气通便。此穴三种操作方法,作用有别,临床运用时应注意辨证,对证使用。安中调中法具有调理脾胃,安抚中焦的功能,用于脾胃不和,中焦功能紊乱所致的各种病症治疗。补中法具有补脾益气,健胃助运的功能,常用于脾胃虚弱,气血不足等病症治疗。消导法具有消积导滞,降气通便的功能,用于食滞不化、脘腹胀满、大便不通等胃肠里实证治疗。

三、推背法

【操作方法】 推背法分别由揉肺俞、推"介"字、盐擦"八"字三部分组成。

患儿坐位或俯卧位,医者坐其身前。用拇指或中指指腹分别置于两侧肺俞穴上,右顺时针,左逆时针揉按 20~60 次,称揉肺俞(图 5-23)。继用两拇指或中指从风门穴沿肩胛骨下缘,经肺俞向外下方斜推至两肩胛骨下角 50~100 次,推呈"八"字形;再从肺俞直向下推至膈俞 50~100 次,推呈"‖"形,称推"介"字(图 5-24)。

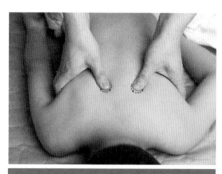

图 5-23　揉肺俞

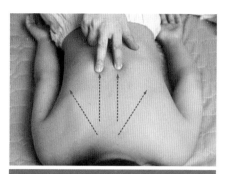

图 5-24　推"介"字

最后用中指指腹蘸盐粉或姜汁，沿肩胛骨内缘从上向下斜擦过肺俞，以皮肤发红为度，称盐擦"八"字（图 5-25）。以上诸法总称"推背法"。

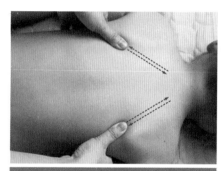

图 5-25　盐擦"八"字

【临床应用】　推背法的功能特点是宣肺止咳，化痰退热。推背法是临床治疗小儿肺系病症常用手法，用于治疗感冒、发热、咳嗽、气喘、多痰等病症治疗。

四、揉脐及龟尾并擦七节骨

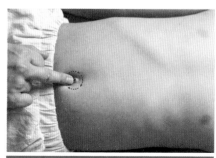

图 5-26　揉脐及龟尾并擦七节骨一

【操作方法】　患儿仰卧位，医者用一手中指，或食、中、无名指三指螺纹面着力揉脐；患儿俯卧位，医者再用中指或拇指螺纹面揉龟尾穴；最后再用拇指螺纹面自龟尾穴向上推至命门穴为补，或自命门向下

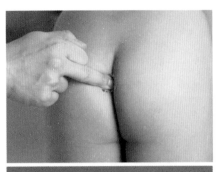

图 5-27　揉脐及龟尾并擦七节骨二

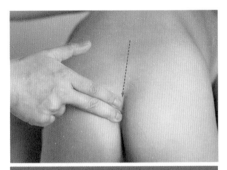

图 5-28　揉脐及龟尾并擦七节骨三

推自龟尾穴为泻。操作 100~300 次（图 5-26~ 图 5-28）。

【临床运用】　揉脐及龟尾并擦七节骨法的功能特点是通调任督、调理肠腑、止泻导滞。用于治疗泄泻、痢疾、便秘等病症。

五、水底捞明月（退烧手法一）

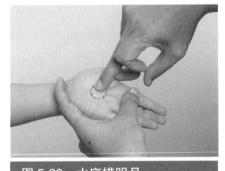

图 5-29　水底捞明月

【操作方法】　患儿坐位或仰卧位，医者做其身前。用一手握捏住患儿四指，将掌面向上，用冷水滴入患儿掌心，用另一手拇指螺纹面着力，置患儿掌心并做运法，边推边用口对其掌心吹凉气（以不超过十八口气为限）（图 5-29）。

【临床运用】　本法大凉，其功能特点是清心、解热、泻火。用于治疗一切高热神昏、热入营血、烦躁不安、便秘等实热病症。

六、大推天河水（退烧手法二）

【操作方法】　患儿坐位或仰卧位，医者坐其身前。用一手握住患儿四指,使患儿掌面与前臂掌侧向上,另一手食、中指螺纹面并拢,蘸水自内劳宫穴经总筋沿天河水向上直推至洪池止,以不超过十八口气为限(图5-30)。

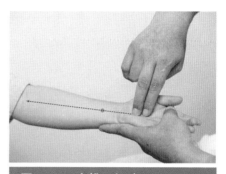

图 5-30　大推天河水

【临床运用】　本法大凉,功效清热。用于治疗热病发热。

七、打马过天河(退烧手法三)

【操作方法】　患儿坐位或仰卧位,医者坐其前。用一手捏住患儿四指,将掌心向上,另一手的中指指面运内劳宫后,再用食、中、无名指三指由总筋起沿天河水弹打至洪池穴,或用食、中指沿天河水弹击至肘弯处,以不超过十八口气为限(图5-31)。

【临床运用】　本法大凉,其功能特点是清热通络、行气活血。用于治疗高热烦躁、神昏谵语、上肢麻木抽搐等实热病症。

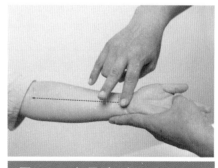

图 5-31　打马过天河

八、运土入水

【操作方法】　患儿坐位或仰卧位,医者坐其身前。用一手握住患儿食、中、无名、小指四指,使掌面向上,另一手拇指外侧缘着力,自患儿拇指指根推起,沿小天心、掌小横纹,推运至小指指根止,呈单方向反复推运 100~300 次(图5-32)。

【临床运用】　本法功能特点是滋补肾水、清脾胃湿热、利尿止泻。用于治疗小便赤涩、频数、小腹胀满、泄泻、痢疾等病症。

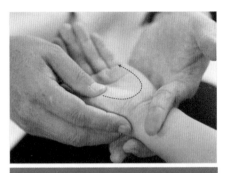

图 5-32　运土入水

九、运水入土

【操作方法】　患儿坐位或仰卧位，医者做其身前。用一手握住患儿食、中、无名、小指四指，使掌面向上，另一手拇指外侧缘着力，自患儿小指指根推起，沿手掌边缘，经掌横纹、小天心，推运至拇指指根止，呈单方向反复推运 100~300 次左右(图 5-33)。

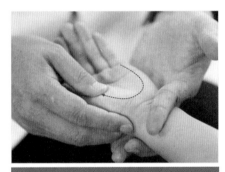

图 5-33　运水入土

【临床运用】　本法功能特点是健运脾胃、润燥通便。用于治疗脾胃虚弱的消化不良、食欲不振、便秘、腹胀、泻痢、疳积等病症。

十、总收法

【操作方法】　患儿坐位，医者坐其身前。用一手拇指与食、中指三指相对用力，拿患儿肩井穴处肌肉皮肤 2~5 次(图 5-34)。

【临床运用】　本法功能特点是通行一身之气血、提神。

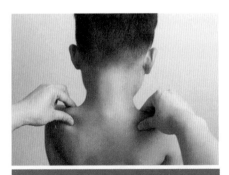

图 5-34　总收法

用于治疗久病体虚，内伤外感诸证。推拿操作结束之前用本法收尾。

扫一扫更精彩

视频：
刘氏小儿推拿常用手法——复式操作法

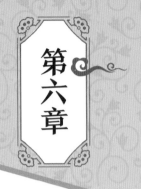

第六章

刘氏小儿推拿常用穴部及手法操作

在小儿推拿穴位中,除了运用十四经及经外奇穴外,还有许多特定的穴位。这些特定穴,分布于全身各部,且以双手居多,正所谓"小儿百脉汇于两掌"。特定穴穴位形状不仅有"点"状,而且还有"线"状和"面"状(图6-1、图6-2),因此,刘氏小儿推拿称其为穴部。本章主要介绍刘氏小儿推拿常用穴部及手法操作。其中操作次数以治疗3岁左右的患儿为参考。临床具体应用时,要根据患儿年龄大小,体质强弱和病情轻重进行增减。上肢穴部,一般不分男女,习惯于推拿左手,也可推拿右手,下肢亦同。

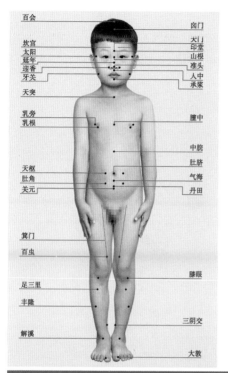
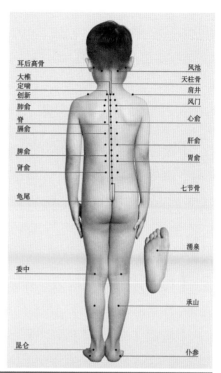

图 6-1　正面、背面特定穴部图

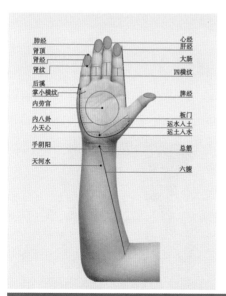
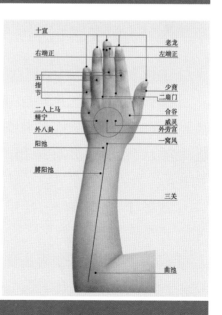

图 6-2　上肢部特定穴部图

第一节 头 面 部

一、天门（头部手法一）

【定位】 两眉之间至前发际成一直线。

【操作】 用拇指末节桡侧从两眉间向上，两手交替直推至前额发际，称开天门，又称推攒竹（图6-3）。20~30次。

【功效】 发汗解表，镇惊安神，开窍醒神。

【应用】 开天门系刘氏小儿推拿头部常规手法之一，为首推穴，用于各种外感内伤诸病症的治疗。

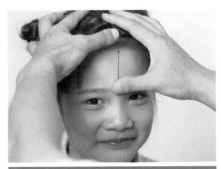

图 6-3 开天门

二、坎宫（头部手法二）

【定位】 自眉心起至眉梢成一横线。

【操作】 两拇指并列指间朝上，置于小儿两眉间，再沿眉棱骨上缘同时向两边分推至眉梢处，称推坎宫，又称头部分阴阳（图6-4）。20~30次。

【功效】 疏风解表，醒脑明目，止头痛。

【应用】 推坎宫亦为头部常规手法之一，仅列开天门之后，用于各种外感内伤诸病症

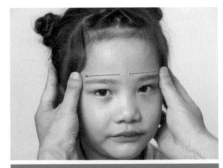

图 6-4 推坎宫

的治疗。

三、太阳

【定位】　在头部,眉梢与目外眦中间,向后约一横指的凹陷中。

【操作】

1. 推太阳(头部手法三)　末节桡侧面从小儿眉梢处向后下方经太阳穴直推至耳门穴,称推太阳(图 6-5)。20~30 次。

2. 运太阳　拇指或中指端正面,按压于太阳穴,向眼方向运转为补法(图 6-6),20~30 次;向耳的方向揉中加按为泻法(图 6-7),揉转 5 圈加按压 1 次,临床上称为一节,20~30 节。上述两法统称运太阳。

【功效】　推太阳:祛风散寒,醒脑明目。运太阳:发汗解表,祛风止痛(男:左太阳用泻法发汗,右太阳用补法止汗;女:左太阳用补法止汗,右太阳用泻法发汗)。

【应用】　此穴能补能泻,

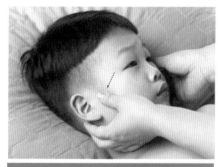

图 6-5　推太阳

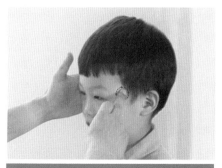

图 6-6　运太阳补法

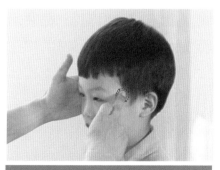

图 6-7　运太阳泻法

能发汗能止汗,常用于外感表症。若外感表实无汗,头痛,热厥,目赤肿痛,用泻法;若外感表虚有汗,或自汗等症用补法。推太阳亦为头部常规手法之一,刘氏小儿推拿称开天门、推坎宫、推太阳为头部三法,三者合用为小儿推拿起始,用于外感内伤诸病症治疗。

四、耳后高骨

【定位】 耳后入发际,乳突后缘高骨下凹陷中。

【操作】 用拇指或中指指端按两耳后高骨,按后加揉,称按揉耳后高骨(图 6-8)。按 3~5 次,揉 30~50 次。

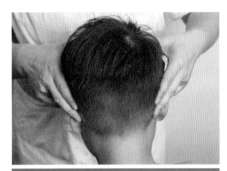

图 6-8　按揉耳后高骨

【功效】 祛风散寒,发汗解表,化痰定惊,安神除烦。

【应用】 用于感冒、头痛、咳嗽、惊风等病症治疗。

五、风池

【定位】 在颈后区,枕骨之下,胸锁乳突肌上端与斜方肌上端之间的凹陷中。

【操作】 用拇指或中指指端按两风池穴,按后加揉,称按揉风池(图 6-9)。按 3~5 次,揉 30~50 次。

【功效】 发汗解表,祛风散寒,化痰定惊。

【应用】 用于感冒、头痛、

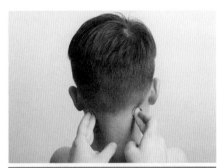

图 6-9　按揉风池

咳嗽、惊风等病症治疗。常按揉风池可预防感冒。

六、天柱骨

【定位】　颈后发际正中至大椎穴,沿颈椎棘突成一直线。

【操作】　用拇指或食、中两指自上而下直推,称推天柱骨(图 6-10)。推 50~100 次。或用匙边蘸水自上向下刮,刮至皮下轻度瘀血即可。

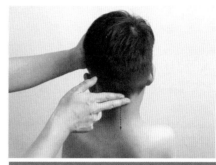

图 6-10　推天柱骨

【功效】　降逆止呕,祛风散寒,定惊。

【应用】　主要用于治疗恶心、呕吐、外感发热、项强等病症治疗。单用刮法多用治疗暑热发痧症。

七、百会

【定位】　在头部,前发际正中直上 5 寸。或:折耳,两耳尖向上连线的中点。

【操作】　用拇指甲掐之,掐后加揉,称掐揉百会(图 6-11)。掐

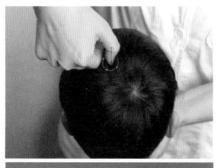

图 6-11　掐揉百会

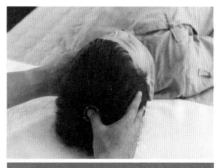

图 6-12　按揉百会

3~5次,揉20~30次。或用拇指端或中指端按之,按后加揉,称按揉百会(图6-12)。按3~5次,揉20~30次。

【功效】 通关开窍,镇惊安神,升阳举陷。

【应用】 百会为诸阳之会,掐揉或按揉能通关开窍,安神镇惊,升阳举陷。治疗昏迷、惊风、抽搐多用掐揉法;治疗虚证之目眩、遗尿、脱肛、虚脱久泻可用按揉法。

八、印堂

【定位】 在头部,两眉毛内侧端中间的凹陷中。

【操作】 用拇指甲掐之,掐后加揉,称掐揉印堂(图6-13)。掐3~5次,揉20~30次。用拇指按之,按后加揉,称按揉印堂(图6-14)。按3~5次,揉20~30次。

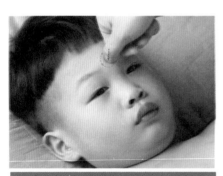
图6-13 掐揉印堂

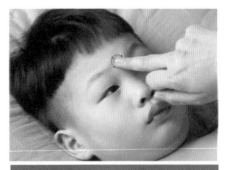
图6-14 按揉印堂

【功效】 醒脑提神,祛风通窍。

【应用】 治疗感冒、头痛多用按揉法;若抽搐、昏迷多用掐揉法。

九、人中

【定位】 在面部,人中沟的上1/3与中1/3交点处。

【操作】 用拇指甲掐之，掐后加揉，称掐揉人中（图6-15）。掐3~5次，或掐之醒即止之，揉20~30次。

【功效】 通关开窍，定惊安神。

【应用】 主要用于昏迷不醒、窒息、惊厥、抽搐时急救。

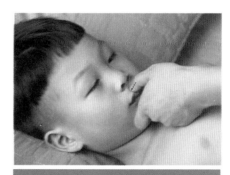

图6-15　掐揉人中

十、迎香

【定位】 在面部，鼻翼旁0.5寸，鼻唇沟中。

【操作】 用食中二指揉之，30~50次，称揉迎香（图6-16）。

【功效】 宣肺气、通鼻窍。

【应用】 治疗感冒或慢性鼻炎等引起的鼻塞流涕，呼吸不畅，效果较好。

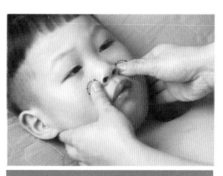

图6-16　揉迎香

十一、承浆

【定位】 在面部，颏唇沟的正中凹陷处。

【操作】 用拇指甲掐之，掐后加揉，称掐揉承浆（图6-17）。掐3~5次，揉20~50次。

【功效】 收敛津液，开窍醒神。

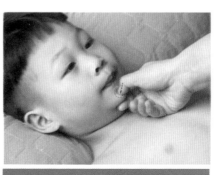

图6-17　掐揉承浆

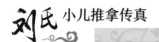
【应用】 主要用于惊风、昏迷等病症

视频：
刘氏小儿推拿常用穴位——头面部

第二节 上 肢 部

一、总筋

【定位】 手臂内侧,腕掌横纹的中点。

【操作】 以左手轻握小儿的手掌,右手拇指按在总筋处,与在腕背抵住的食指相对用力按之,按后加揉,称按揉总筋(图6-18)。按 3~5 次,揉 100~300 次。另用拇指甲掐总筋穴 1 分钟,掐后加揉 20 次,称掐揉总筋(图 6-19)。

【功效】 清热息风止痉,通调全身气机。

【应用】 临床主要用于口舌生疮、夜啼、发热、惊风、抽搐等病症治疗。口舌生疮、夜啼、发热多用按揉法;惊风、抽搐等病症治疗时,为增加刺激强度可用掐揉法。另按揉总筋为推上肢的首

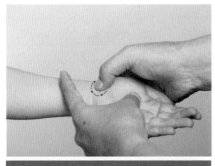

图 6-18 按揉总筋

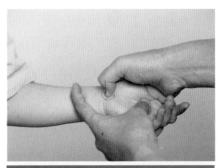

图 6-19 掐揉总筋

推穴,故作常例手法。

二、阴阳

【定位】 总筋穴两旁,小指侧为阴,又称阴池;拇指侧为阳,又称阳池。

【操作】 两手握住小儿手掌,两拇指并列,指面按在总筋穴上,朝左、右两边分推 30~60 次,称分推阴阳,又名手部分阴阳(图 6-20)。

【功效】 平衡阴阳,调和气血,行气导滞。

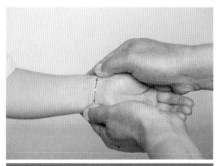

图 6-20 分推阴阳

【应用】 多用于阴阳不调,气血不和而致的寒热往来、烦躁不安、食滞腹胀、呕吐腹泻等病症治疗。分推阴阳也列为手部常规手法。

凡刘氏小儿推拿在头面部操作时须先开天门、推坎宫、推太阳;在上肢部操作时,须先按揉总筋、分推阴阳,此五者为常例,有推开治疗大门和疏通经络之意。

三、脾经(脾土)

【定位】 拇指末节螺纹面。

【操作】 以右手食、中指夹住小儿拇指,用拇指螺纹面贴在小儿拇指螺纹面上做顺时针旋转推动为补,称补脾经(图 6-21);由小儿拇指端直推向指根为清,称清脾经(图 6-22)。补脾经和清脾经统称为推脾经。100~500 次。

【功效】 健脾胃,补气血,清湿热,止吐泻。

【应用】 补脾经主要用于脾胃虚弱、气血不足而引起的食

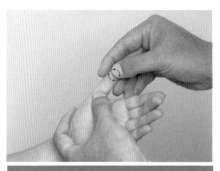

图 6-21　补脾经

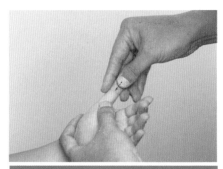

图 6-22　清脾经

欲不振、消化不良、形体消瘦等病症治疗。清脾经主要用于湿热内蕴、肌肤发黄、恶心呕吐、腹泻痢疾及热结便秘等病症治疗。脾为后天之本，小儿脏腑娇嫩，形气未充，脾常不足，故一般以补脾经为主。若脾实证需用清法，需清后加补，补法操作次数为清法一半。

四、肝经(肝木)

【定位】　食指末节螺纹面。

【操作】　以右手食、中指夹住小儿食指，用拇指螺纹面贴在小儿食指螺纹面上做顺时针旋转推动为补，称补肝经(图 6-23)；由小儿食指端直推向指根为清，称清肝经(图 6-24)。补肝经和清

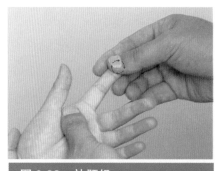

图 6-23　补肝经

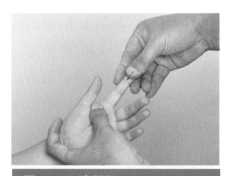

图 6-24　清肝经

肝经统称推肝经。100~500 次。

【功效】　平肝泻火,息风镇惊,解郁除烦。

【应用】　清肝经常用于急惊风、抽搐、烦躁不安、五心烦热、目赤、口苦、咽干等病症治疗。刘老认为肝经宜清不宜补,故补肝经很少用,以免引动肝火;若确属肝虚,需补肝经时以补肾经代之,为补母实子法。

五、心经(心火)

【定位】　中指末节螺纹面。

【操作】　以右手食、中指夹住小儿中指,用拇指螺纹面贴在小儿中指螺纹面上做顺时针旋转推动为补,称补心经(图 6-25);由小儿中指端直推向指根为清,称清心经(图 6-26)。补心经和清心经统称推心经。100~500 次。

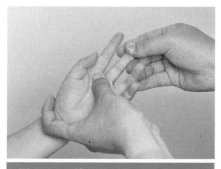

图 6-25　补心经

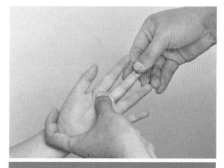

图 6-26　清心经

【功效】　清心泻火,除烦安神,补益气血。

【应用】　清心经常用于心火炽盛而引起的高热神昏、面赤、口疮、小便短赤等病症治疗。刘老认为补心经,易动心火,故本穴宜清不宜补;若气血不足致面色无华、心烦不安、睡卧露睛等症需用补法时,可补后加清,清法操作次数为补法一半或以补脾经代之。

六、肺经(肺金)

【定位】 无名指末节螺纹面。

【操作】 以右手食、中指夹住小儿无名指,用拇指螺纹面贴在小儿无名指螺纹面上做顺时针旋转推动为补,称补肺经(图6-27);由小儿无名指端直推向指根为清,称清肺经(图6-28)。补肺经和清肺经统称推肺经。100~500次。

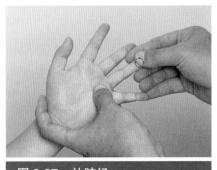

图 6-27　补肺经

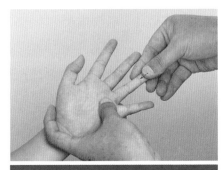

图 6-28　清肺经

【功效】 补益肺气,宣肺清热,疏风解表,化痰止咳。

【应用】 补肺经主要用于咳嗽、气喘、自汗怕冷、易感冒等肺气不足的病证治疗。清肺经常用于感冒、发热、咳嗽、气喘痰鸣等肺经实证、热证治疗。

七、肾经(肾水)

【定位】 小指末节螺纹面

【操作】 以右手食、中指夹住小儿小指,用拇指螺纹面贴在小儿小指螺纹面上做顺时针旋转推动为补,称补肾经(图6-29);由小儿小指端直推向指根为清,称清肾经(图6-30)。补肾经和清肾经统称推肾经。100~500次。

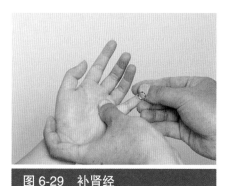

图 6-29　补肾经

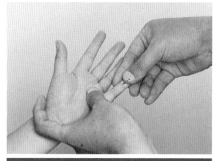

图 6-30　清肾经

【功效】　滋补肾阴,温养下元,清利下焦湿热。

【应用】　补肾经主要用于先天不足、久病体虚、肾虚精亏所致的久泻,多尿,遗尿,虚喘等病症治疗。清肾经主要用于膀胱湿热、小便赤涩等病症治疗。"肾为先天之本",刘老认为肾经宜补不宜清。治疗膀胱湿热、小便赤涩时常以清后溪代之。

八、后溪

【定位】　在手内侧,第 5 掌指关节尺侧近端赤白肉际凹陷中。或:半握拳,掌远侧横纹头(尺侧)赤白肉际处。

【操作】　用拇指指面从小儿小指尺侧端沿赤白肉际朝掌根方向直推,称直推后溪(图6-31)。100~300 次。

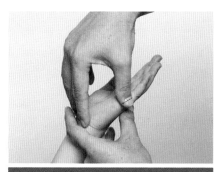

图 6-31　直推后溪

【功效】　清利下焦,泌别清浊。

【应用】　推后溪常用于膀胱湿热下注所致的小便短涩赤痛、水泻不止等病症治疗。若肾有湿热,可用推后溪清利湿热,以防直接清肾经而伤肾。

九、大肠

【定位】 在食指桡侧缘，由食指尖至虎口的一直线。

【操作】 用右手食、中指两指抵住小儿拇指根部，以右手拇指末节桡侧面从小儿食指第一指节正面向上斜行直推至虎口，称清大肠（图6-32）。100~300次。

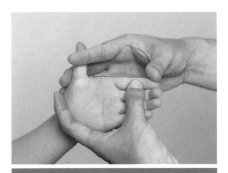

图 6-32　清大肠

【功效】 消积导滞，清利湿热。

【应用】 清大肠常用于湿热、积滞肠道所引起的腹痛、腹泻、泻痢、便秘等病症治疗。

十、小天心

【定位】 内劳宫与总筋穴连线的中点。

【操作】 用拇指指端或中指端按揉该穴20~50次，称按揉小天心（图6-33）；用拇指甲由小天心掐运至内劳宫30~50次，称掐运小天心（图6-34）。

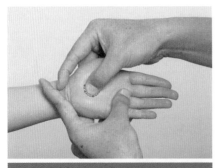

图 6-33　按揉小天心

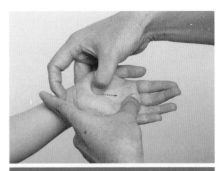

图 6-34　掐运小天心

【功效】　镇惊息风,清心除烦,退虚热。

【应用】　按揉小天心主要用于心火亢盛的烦躁不安或阴虚内热、久热不退等病症治疗。掐运小天心主要用于治疗惊风、抽搐、夜啼、惊惕不安等病症治疗。若握拳眼上翻者,则由小天心掐运至内劳宫 3~5 次;眼向下翻者,则由内劳掐运至小天心 3~5 次。

十一、内劳宫

【定位】　手掌心,握拳屈指时中指指尖处。

【操作】　用拇指或中指揉内劳宫穴 200~300 次,称揉内劳宫(图 6-35)。另内劳宫滴一二滴凉水,并用中指在其周围旋运,同时结合以对其掌心吹凉气(以不超过十八口气为限),称水底捞明月(图 6-36)。

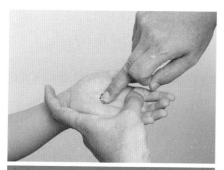

图 6-35　按揉内劳宫

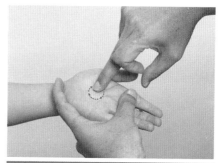

图 6-36　水底捞明月

【功效】　清热除烦,退虚热。

【应用】　揉内劳常用于心经有热、阴虚内热而致的口舌生疮、发热、烦渴、潮热、盗汗等病症治疗。水底捞明月用于各种热证治疗。

十二、板门

【定位】 第一掌指关节横纹经大鱼际最高点到小天心的一条直线。

【操作】 用拇指按大鱼际肌最高点,食指抵住小儿拇指背部相对用力按揉约1分钟,称按揉板门(图6-37);以左手撑开小儿手掌,固定小儿五指,用右手拇指甲沿穴位直线掐运30~50次,再按揉板门10余次,称掐运板门(图6-38)。

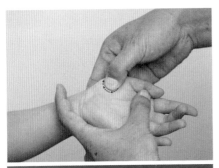
图6-37 按揉板门

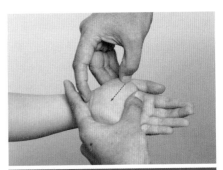
图6-38 掐运板门

【功效】 止咳嗽,健脾胃,止吐泻。

【应用】 按揉板门化痰止咳平喘,多用于咳嗽、痰多、气促等。掐运板门有调理胃肠气机的作用,能止吐止泻。但掐运板门讲究方向,从小天心掐运至第一掌指关节横纹能止呕吐;反之,第一掌指关节横纹经大鱼际掐运至小天心能止泻;若吐泻兼作,则两个方向均掐运后加按揉数下。

十三、四横纹

【定位】 手掌面食指、中指、无名指、小指第一指间关节横纹正中处。

【操作】　用拇指甲掐之,掐后加揉捻,称掐揉四横纹(图6-39)。各掐 4~5 次,各揉捻 5~10 次。

【功效】　行气导滞,消积除满,清热除烦。

【应用】　掐四横纹多用于

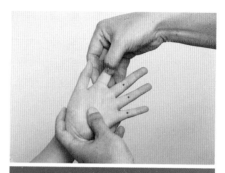

图 6-39　掐揉四横纹

疳积、腹胀、腹痛、消化不良、腹泻等病症治疗;也可用毫针或三棱针点刺本穴,挤黄色液体或少量血液治疗疳积腹胀,效果较好。

十四、十宣

【定位】　手十指尖端,距指甲游离缘 0.1 寸,左右共 10 穴。

【操作】　用拇指甲掐之,称掐十宣(图6-40)。各掐 1 分钟,或醒后即止。

【功效】　开窍醒神,镇惊清热。

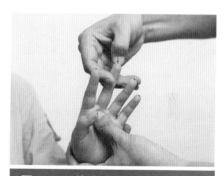

图 6-40　掐十宣

【应用】　掐十宣主要用于高热、昏迷、惊厥、抽搐等病症治疗。

十五、老龙

【定位】　中指背,指甲根后 0.1 寸正中处。

【操作】　用拇指甲掐之 1 分钟,称掐老龙(图6-41)。

【功效】　开窍醒神。

【应用】　掐老龙主要用于急救。若小儿急惊暴死或高热抽搐,掐之知痛有声者，一般可治；不知痛而无声者，一般难治。

十六、二扇门（左、右扇门）

【定位】 手背中指掌指关节两旁凹陷处。

【操作】 用拇指、食指甲

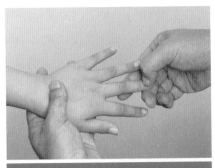

图 6-41 掐老龙

掐之 1 分钟，掐后加揉 20~30 次，称掐揉二扇门（图 6-42）；用食、中指端按揉 100 次，称按揉二扇门（图 6-43）。

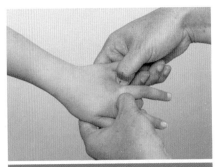

图 6-42 掐揉二扇门

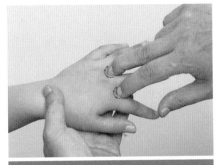

图 6-43 按揉二扇门

【功效】 发汗解表，退热平喘，祛风解痉。

【应用】 按揉二扇门是发汗之要穴，揉时要稍用力，速度宜快，多用于风寒外感、高热无汗等病症治疗；掐二扇门可用于急惊抽搐、口眼歪斜等病症治疗，若口眼歪斜向左掐右手穴；歪斜向右掐左手穴。

十七、外劳宫

【定位】 手背第 2、3 掌骨交接处凹陷中，与内劳宫相对。

【操作】 用中指端揉按，称揉按外劳宫(图 6-44)。揉100~300 次，揉后加按 30~50 次。

【功效】 温阳散寒，升阳举陷，发寒解表。

【应用】 本穴性温，为温阳散寒，升阳举陷要穴，兼能散寒解表；揉外劳宫主治一切寒

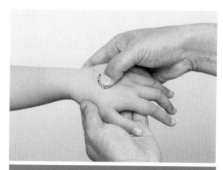

图 6-44　揉按外劳宫

证，不论外感风寒所致的头痛、恶寒、鼻塞、流涕等；还是脏腑积寒所致的完谷不化、肠鸣腹泻、寒痢腹痛、疝气等症皆宜；且能升阳举陷，故临床上可用于脱肛、遗尿等病症治疗。

十八、合谷

【定位】 在手背，第 2 掌骨桡侧的中点处。

【操作】 用拇、食指两指端对称掐之，称掐合谷(图 6-45)；用拇、食指指腹相对拿捏，称拿合谷(图 6-46)。掐、拿各半分钟。

【功效】 发汗解表，开窍醒神。

【应用】 掐、拿合谷常用于风寒感冒、牙痛、急惊风、昏迷等病症治疗。

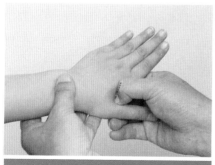

图 6-45　掐合谷

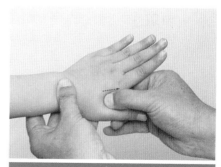

图 6-46　拿合谷

十九、一窝风

【定位】 手背腕横纹正中凹陷处。

【操作】 用拇指甲掐之,掐后加揉之,称掐揉一窝风(图6-47)。掐1分钟,揉100次。

【功效】 温中散寒,行气止痛。

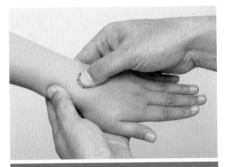

图 6-47　掐揉一窝风

【应用】 本穴善止腹痛,常用于受寒、食积等原因引起的腹痛。本法亦对寒滞经络引起的痹痛等病症也有较好效果。

二十、阳池

【定位】 在腕后区,腕背侧远端横纹上,指伸肌腱的尺侧缘凹陷中。

【操作】 用拇指甲掐之,掐后加揉,称掐揉阳池(图6-48)。掐3~5次,揉50~100次。

【功效】 止头痛,利尿通淋,润肠通便。

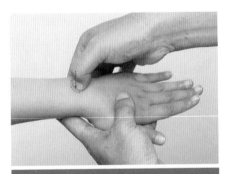

图 6-48　掐揉阳池

【应用】 掐阳池主治一切头痛。

二十一、三关

【定位】 位于前臂外侧,腕背横纹正中至肱骨外上髁成一直线。

【操作】　用拇指末节桡侧面或食、中指指面,从小儿腕背向肘方向推,称推上三关(图6-49);从肘部推向腕背,称推下三关(图6-50)。推100~300次(按:男,三关推上;女,三关推下)。

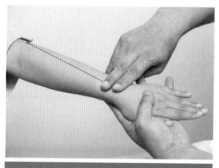
图6-49　三关推上(男)

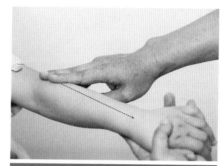
图6-50　三关推下(女)

【功效】　发汗解表,温阳散寒,补气行气。

【应用】　本穴性温热,主治一切虚寒证。临床上主要治疗气血虚弱,命门火衰,下元虚冷,阳气不足引起的四肢厥冷、面色无华、食欲不振、疳积、吐泻等病症。

二十二、六腑

【定位】　前臂内侧,腕横纹正中总筋至肘横纹正中成一直线。

【操作】　用拇指末节桡侧面或食、中指指面,从小儿前臂内侧肘部推向腕部,称推下六腑(图6-51)。前臂内侧腕部推向肘部,称推上六腑(图6-52)。推100~300次,或推至该处皮肤发凉为度(按:男,推下六腑;女:推上六腑)。

【功效】　清热凉血,泻火解毒。

【应用】　本穴性寒凉,常用于各种里、实、热证所引起的高热、烦渴、目赤咽痛、大便秘结等病症治疗。

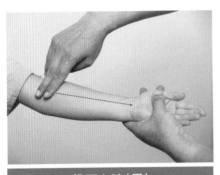

图 6-51　推下六腑（男）

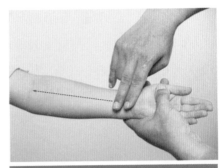

图 6-52　推上六腑（女）

推三关与推六腑为大热、大寒之法，一表一里，一寒一热，各持一端，而为避免大寒大热，伤其正气，临床常两穴相伍为用，以平衡阴阳。如表证：以推三关为主，退六腑为辅；里证：以退六腑为主，推三关为辅；辅穴的操作次数为主穴的 1/3。

二十三、天河水

【定位】　前臂正中，总筋穴上方，相当于内关穴。

【操作】　本穴有两种操作方法。方法一：用两食、中两指指面蘸水，由内劳宫起经总筋直推至曲泽穴处，每轻推一次结合吹气一口，以不超过十八口气为限，称大推天河水（图 6-53）。方法二：用食、中两指指面蘸水，由总筋处起，食、中两指一起一落交互拍打如弹琴状，直拍打至曲泽穴处，每拍打一番结合吹气一口，以不超过十八口气为限，称打马过天河（图 6-54）。两法移动速度宜慢不宜快。

【功效】　清热解表，泻火除烦。

【应用】　本穴性凉，较平和，清热而不伤阴，多用于五心烦热、口燥咽干、口舌生疮、夜啼等症治疗。打马过天河清热之力大于大推天河水，多用于实热、高热。

水底捞明月、大推天河水、打马过天河统称退烧三法，持续高

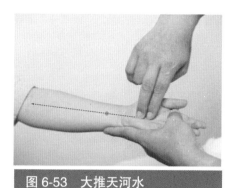

图 6-53　大推天河水

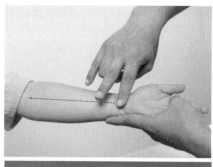

图 6-54　打马过天河

热者,三法合用效果更佳。

视频:

刘氏小儿推拿常用穴位——上肢部

第三节　下　肢　部

一、足三里

【定位】　下肢部,小腿前外侧,当犊鼻下 3 寸,距胫骨前缘一横指(中指)。

【操作】　用拇指甲轻掐之半分钟后,再用中指端揉按半分钟,称掐揉足三里(图 6-55)。

【功效】　调理脾胃,通络导滞,强壮身体。

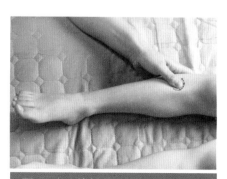

图 6-55　掐揉足三里

【应用】　掐揉足三里多用于消化系统疾病治疗。也可用于小儿预防保健,常与捏脊、摩腹等合用。

二、丰隆

【定位】 下肢部,小腿前外侧,当外踝尖上8寸,条口外,距胫骨前缘2横指(中指)。

【操作】 用拇指或中指端揉按100~200次,称揉按丰隆(图6-56)。

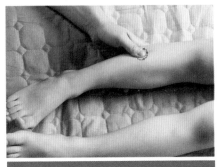

图6-56 揉按丰隆

【功效】 健脾化痰,止咳平喘。

【应用】 本穴为化痰要穴,主要用于痰涎壅盛、咳嗽气喘等病症治疗。

三、大敦(三毛)

【定位】 足大趾末节外侧,距趾甲角0.1寸。

【操作】 用拇指甲掐之1分钟,称掐大敦(图6-57)。

【功效】 解痉,开窍。

【应用】 掐大敦主要用于惊风抽搐、昏厥等病症治疗。本穴主要用于急救,醒后即止。

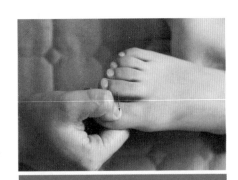

图6-57 掐大敦

四、委中

【定位】 膝后部,腘横纹中点,当股二头肌与半腱肌肌腱的中间。

【操作】 用拇指甲掐之半分钟,掐后加揉,称掐揉委中(图 6-58);用拇、食指指腹对称拿揉之半分钟,称拿揉委中(图 6-59)。

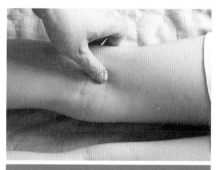

图 6-58 掐揉委中

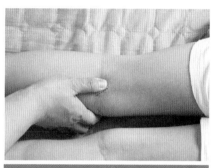

图 6-59 拿揉委中

【功效】 解痉通络。

【应用】 本穴用于急惊抽搐及下肢痿软无力等病症治疗。

五、后承山(承山、鱼肚、后水)

【定位】 小腿后面正中,委中与昆仑连线,当伸直小腿或足上提时腓肠肌肌腹下出现尖角凹陷处。

【操作】 用拇指指面按揉半分钟,称按揉承山(图 6-60);用拇、食两指拿两侧腓肠肌半分钟,称拿承山(图 6-61)。

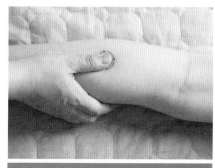

图 6-60 按揉承山

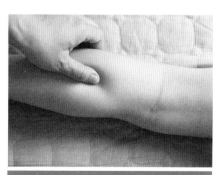

图 6-61 拿承山

【功效】 止抽搐,通经络。

【应用】 多用于治疗惊风抽搐、下肢痿软、腿痛转筋等病症治疗。

六、昆仑

【定位】 足部外踝后方,当外踝尖与跟腱之间凹陷处。

【操作】 用拇指甲与食指相对用力掐拿此穴于相对应太溪穴半分钟,称掐拿昆仑(图6-62)。

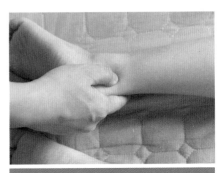

图 6-62 拿昆仑

【功效】 解痉止痛,醒神开窍。

【应用】 本穴为急救用,多用于治疗惊风抽搐、昏迷不醒者。

七、仆参

【定位】 足外踝的后下方,昆仑穴直下,跟骨外侧赤白肉际处。

【操作】 用拇指甲掐之半分钟,掐后加揉,称掐揉仆参(图6-63)。

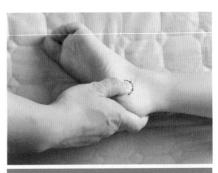

图 6-63 掐揉仆参

【功效】 开窍醒神。

【应用】 本穴也属急救用穴,用于治疗惊风昏迷不醒者。

八．涌泉

【定位】 足底前 1/3 与后 2/3 交界凹陷中。

【操作】 用拇指指腹揉之 1 分钟,揉中加按,称揉按涌泉(图 6-64)。

【功效】 清热除烦,引火归元,退虚热,止吐止泻。

【应用】 揉涌泉主要用于

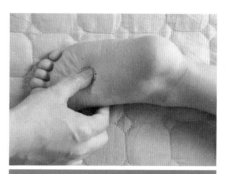

图 6-64 揉按涌泉

五心烦热、久热不退、烦躁不安等阴虚内热之证治疗;揉按涌泉可治疗呕吐、腹泻,但临床应用时有男女之别,如男孩:左揉转止吐,右揉转止泻;女孩:左揉转止泻,右揉转止吐;若吐泻兼作,则以左右揉按,且次数相等。

视频:
刘氏小儿推拿常用穴位——下肢部

第四节 胸 腹 部

一、天突

【定位】 颈部,前正中线上,胸骨上窝中央。

【操作】 用中指端向里向下按之 10~15 次,按后加揉 30~50 次,称按揉天突(图 6-65)。

【功效】 化痰平喘,降逆止呕。

【应用】 按揉天突主要用于气机不利、痰涎壅盛或胃气上逆所致之痰多、胸闷气喘、呕吐等病症治疗。

二、膻中（心演、演心、灵墟）

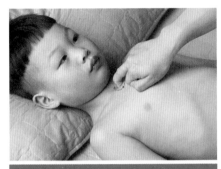

图 6-65　按揉天突

【定位】 胸部,前正中线上,平第 4 肋间,两乳头连线中点。

【操作】 此穴具体操作详见第二章手法操作"推胸法"。

【功效】 宽胸理气,止咳化痰,降逆止呕。

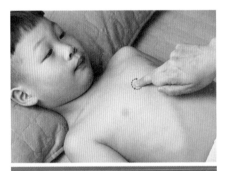

图 6-66　按揉膻中

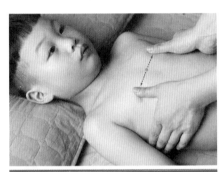

图 6-67　分推膻中

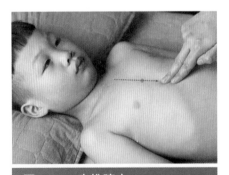

图 6-68　直推膻中

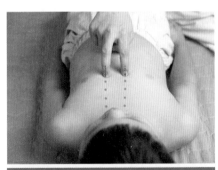

图 6-69　按压肋间

【应用】　膻中穴为气之会穴,居胸中,胸背属肺,对各种原因引起的胸闷、气喘、咳嗽、呕逆均有效。

三、乳旁

【定位】　乳头外侧旁开 1 横指(0.2 寸),左右两穴。

【操作】　用拇指或中指指腹揉之 20~30 次,称揉乳旁(图 6-70)。

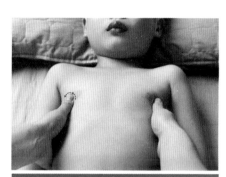

图 6-70　揉乳旁

【功效】　理气宽胸,止咳平喘,降逆止呕。

【应用】　多用于肺系疾患咳喘症治疗。

四、乳根

【定位】　乳头直下,第 5 肋间隙中。

【操作】　用中指或拇指的指腹揉之 20~30 次,称揉乳根(图 6-71)。

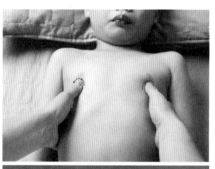

图 6-71　揉乳根

【功效】　宽心理气,止咳平喘。

【应用】　多用于咳嗽、气喘、气逆等病症治疗。

五、中脘(胃脘、太仓)

【定位】　上腹部,前正中线上,当脐中上 4 寸。

【操作】 此穴具体操作详见第二章手法操作"推腹法"。

【功效】 健脾和胃,消食导滞,补脾益气,降气通便。

【应用】 此穴三种操作方法,作用有别,临床运用时应注意辨证,对证使用。如安中调中法具有调理脾胃,安抚中焦

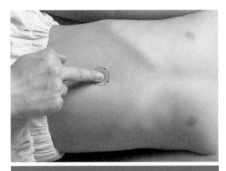

图 6-72　安中调中法

的功能,用于脾胃不和,中焦功能紊乱所致的各种病症治疗。补中法具有补脾益气,健胃助运的功能,常用于脾胃虚弱,气血不足等病症治疗。消导法具有消积导滞,降气通便的功能,用于食滞不化、脘腹胀满、大便不通等胃肠里实证治疗。

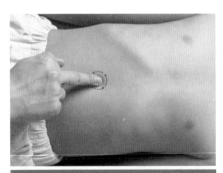

图 6-73　补中法

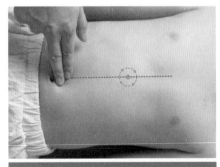

图 6-74　消导法

六、肚脐(神阙)

【定位】 腹中部,脐中央。

【操作】 用中指指腹或食中指揉转之 100~300 次,称揉肚脐(图 6-75)。亦可用灸法。

【功效】 温阳散寒,健脾和胃,消食导滞,涩肠固脱。

【应用】 肚脐为止泻要穴,对脾胃疾病疗效亦佳,多用于腹泻,便秘,腹痛,积滞等病症治疗。临床上揉脐、摩腹、推上七节、揉龟尾常配合应用,简称"龟尾七节,摩腹揉脐",治疗腹泻效果较好。

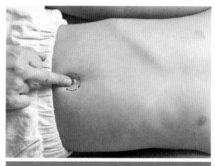

图 6-75　揉肚脐

七、腹

【定位】 腹部

【操作】 自剑突下到脐,用两拇指从中间向两旁分推 100~200 次,称分推腹阴阳(图 6-76);用掌或四指沿顺时针方向做摩法 3 分钟,称顺时针摩腹;用掌或四指沿逆时针方向做摩法 3 分钟,称逆时针摩腹(图 6-77)。

【功效】 消食理气。

【应用】 分推腹阴阳能消食理气且降气,善治乳食停滞或胃气上逆引起的恶心、呕吐、腹胀等病症;顺时针摩腹能促进胃肠道蠕动,常与大肠、龟尾、七节骨等配伍使用,用于便秘、腹痛等病症治疗;逆时针摩腹能降低肠道的蠕动,常与大肠、后溪等配合,用

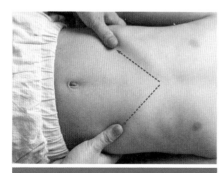

图 6-76　分推腹阴阳

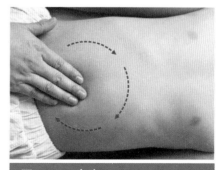

图 6-77　摩腹

于腹泻等病症治疗。

八、胁肋

【定位】 腋下两胁至两髂前上棘。

【操作】 用两手掌从两胁下搓摩至髂前上棘处 50~100 次,称搓摩胁肋,又称按弦走搓摩(图 6-78)。

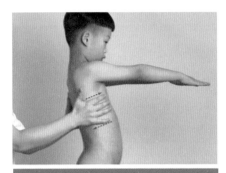

图 6-78　按弦走搓摩

【功效】 顺气化痰、除胸闷、消积滞。

【应用】 临床主要用于小儿因食积、痰壅气逆所致的胸闷、腹胀、气喘等病症治疗。

九、丹田

【定位】 腹部,脐下正中线 2.5 寸。

【操作】 用拇指或食、中两指指腹揉转之 100~300 次,称揉丹田(图 6-79)。

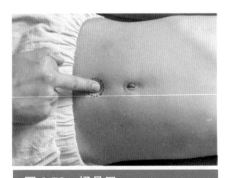

图 6-79　揉丹田

【功效】 温阳固脱。

【应用】 常用于遗尿、尿闭等病症治疗。

十、气海

【定位】 腹部,前正中线上,脐下 1.5 寸。

【操作】 以食、中、无名三指揉之 30~50 次,称揉气海(图

6-80)。

【功效】　散寒止痛,培补元气,引痰下行。

【应用】　临床主要用于腹痛、腹泻、遗尿、脱肛、疝气等病症治疗。

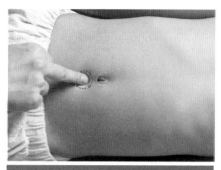

图 6-80　揉气海

十一、关元

【定位】　腹部,前正中线上,脐下 3 寸。

【操作】　以食、中、无名三指揉之 30~50 次,称揉关元(图6-81)。

【功效】　培元固本、温肾壮阳。

【应用】　主要用于腹泻、腹痛、遗尿、疝气、小便不畅等病症治疗。

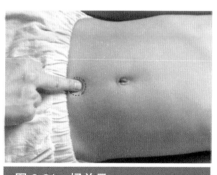

图 6-81　揉关元

十二、肚角

【定位】　下腹部,脐下 2寸,旁开 2 寸之大筋处。

【操作】　用拇、食、中三指相对用力,提拿穴位皮下的少许肌肉组织 5~6 次,称拿肚角(图 6-82)。

【功效】　止腹痛。

【应用】　按拿肚角是止腹

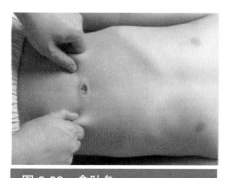

图 6-82　拿肚角

痛之要法,对各种原因引起的腹痛均有止痛效果;特别是对寒性腹痛、伤食腹痛效果更显著。本法刺激较强,为防止患儿哭闹影响手法的进行,一般在诸手法操作完毕后,再拿此穴。

视频:
刘氏小儿推拿常用穴位——胸腹部

第五节　肩背腰骶部

一、大椎

【定位】　后正中线上,第7颈椎棘突下凹陷中。

【操作】　用拇指甲掐之,掐后加揉,称掐揉大椎(图6-83)。掐20次,揉20~30次。

【功效】　退热解表

【应用】　本穴为退热之常用穴,主要用于感冒、高热、项强等病症治疗。

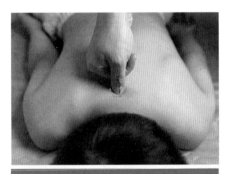

图 6-83　掐揉大椎

二、肩井

【定位】　在肩胛区,第7颈椎棘突与肩峰最外侧点连线的中点。

【操作】　用拇指与食、中指三指相对用力提拿此处的肌肉皮肤3~5次,称拿肩井(图6-84)。用拇指指腹按之,按后加揉,称按

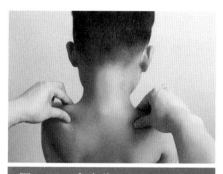

图 6-84　拿肩井

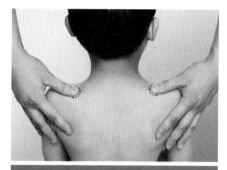

图 6-85　按揉肩井

揉肩井(图 6-85)。按 3~5 次,揉 20~30 次。

【功效】　宣通气血,发汗解表。

【应用】　临床上多用于治疗结束的总收法(结束手法),亦可用于感冒、发热、呕吐、惊风及肩背部疼痛等病症治疗。

三、定喘

【定位】　在脊柱区,横平第 7 颈椎棘突下,后正中线旁开 0.5 寸。

【操作】　用两拇指或中指指腹揉按此穴 20~30 次,称揉按定喘(图 6-86)。

【功效】　止咳平喘。

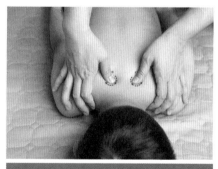

图 6-86　揉按定喘

【应用】　临床常用于外感内伤之咳喘治疗。

四、创新

【定位】　第 1 胸椎棘突旁开 2 横指处,左右各 1 穴。

【操作】　用两拇指或中指指腹揉按此穴 20~30 次,称揉按创新（图 6-87）。

【功效】 止咳平喘。

【应用】 常用于外感咳嗽、哮喘病症的治疗。

注：此穴为刘开运教授的经验穴，故名创新。

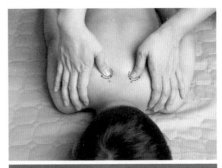

图 6-87　揉创新

五、肺俞

【定位】 在脊柱区，第 3 胸椎棘突下，后正中线旁开 1.5 寸。

【操作】 此穴具体操作详见第二章手法操作"推背法"。

【功效】 宣肺止咳，化痰退热。

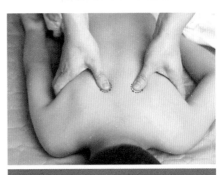

图 6-88　揉肺俞

【应用】 推肺俞是临床治疗小儿呼吸系统疾病常用手法，多用于感冒、发热、咳嗽、气喘、多痰等病症治疗。

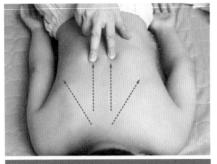

图 6-89　推"介"字

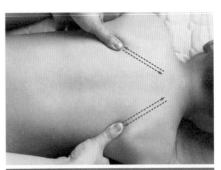

图 6-90　盐擦"八"字

六、脊柱骨

【定位】　大椎至长强成一直线。

【操作】　用食、中两指指腹从大椎直推至骶椎(长强)100~300次,称推脊(图6-91)。

【功效】　清热镇惊。

【应用】　推脊常用于各种发热病证治疗。

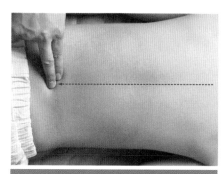

图6-91　推脊

七、捏脊

【定位】　脊柱两旁,肺俞至肾俞之间。

【操作】　食、中指与拇指对捏该处的皮肤,由肾俞朝上捏至肺俞处3~5遍,称捏脊,俗称"翻皮"(图6-92)。捏脊中,每捏三次将背脊皮肤提起一次,称捏三提一法。

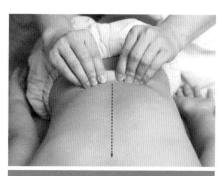

图6-92　捏脊

【功效】　培育元气,调理气血。

【应用】　捏脊具有强健身体的功能,是小儿保健主要手法之一。临床上多与补脾经、补肾经等配合,用于治疗先天和后天不足所致的慢性病症。本法单用则主要用于小儿疳积、厌食、腹泻等病症治疗。

八、七节骨

【定位】 第4腰椎至尾骨端(长强穴)成一直线。

【操作】 用拇指桡侧面或食、中指两指指腹自下向上直推100~200次,称推上七节(图6-93);用拇指桡侧面或食、中两指指腹从上向下直推100~200次,称推下七节(图6-94)。

【功效】 推上七节能温阳止泻;推下七节能泻热通便。

【应用】 推上七节骨多用于虚寒腹泻、脱肛、久痢、滑泄等病症治疗;推下七节骨多用于肠热便秘、痢疾等病症治疗。

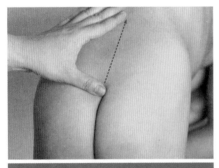

图6-93 推上七节

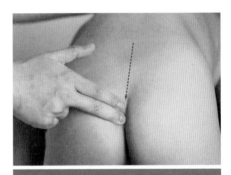

图6-94 推下七节

九、龟尾(尾闾、长强、尾尻)

【定位】 尾椎骨端。

【操作】 用拇指或中指指腹揉按此穴200~300次,称揉龟尾(图6-95)。亦可用灸法。

【功效】 止泻,固脱,通便。

【应用】 龟尾穴即相当于督脉经之长强穴,穴性平和,能

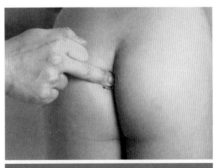

图6-95 揉龟尾

止泻,也能通便。多用于腹泻、脱肛、便秘等病症治疗。

视频:
刘氏小儿推拿常用穴位——肩背腰骶部

第六节　常用穴位归类

一、临床主要穴位

1. 头面——头部手法一、头部手法二、头部手法三。

2. 上肢部——总筋,阴阳,五经(脾经、肝经、心经、肺经、肾经),大肠,三关,六腑。

3. 下肢部——足三里,涌泉。

4. 胸腹部——膻中,中脘,肚脐。

5. 肩背腰骶部——肩井,肺俞,龟尾。

二、退烧退热的穴部与手法

运太阳,清脾经,清肝经,清心经,清肺经,清后溪,清大肠,揉按小天心,揉内劳,按揉二扇门,推六腑,退烧手法一,退烧手法二,退烧手法三,掐揉大椎,推背法,推脊,揉涌泉,推七节,按揉肩井。

三、止咳化痰的穴部与手法

按揉耳后高骨,按揉风池,按揉板门,揉丰隆,推胸法,按揉天突,揉乳旁,揉乳根,补脾经,清或补肺经,补肾经,推背法,揉定喘,揉创新。

四、止腹痛的穴部与手法

清或补脾经,清肝经,掐揉一窝风,揉外劳,掐四横纹,推腹法,揉肚脐,摩揉腹,揉丹田,揉气海,揉关元,拿肚角,揉按足三里。

五、止呕吐的穴部与手法

清脾或补脾经,清肝经,掐运板门,推三关,推胸法,揉乳旁,摩揉腹,掐揉足三里,揉按涌泉,捏脊,推天柱骨。

六、止泄泻的穴部与手法

清或补脾经,推大肠,推三关,掐四横纹,揉乳旁、推腹法,揉肚脐,摩揉腹,揉关元,捏脊,揉龟尾、推七节、掐揉足三里、揉按涌泉。

七、镇惊风、止抽搐的穴部与手法

掐揉百会,掐揉印堂,掐揉人中,掐揉承浆,清肝经,清心经,掐运小天心,掐十宣,掐老龙,掐二扇门,掐合谷,拿肩井,掐大敦,掐拿昆仑,掐仆参,拿承山,掐拿委中。

附1:灯火灸

五炷灯火灸——镇惊风抽搐——用于抽搐不止

即:百会、内劳宫(双)、涌泉(双)。

十五炷灯火灸——镇惊风——用于昏迷不醒又抽搐不止

即:百会、印堂、人中、承浆、合谷(双)、仆参(双)、脐中 1、脐轮 6。

脐风十三炷灯火灸

即：百会、印堂、人中、承浆、少商双、脐中、脐轮 6。

说明：以上各种灸法的灯火,都要隔着姜片,用纸捻按火法。

附 2：五指经络内外秘旨

大指属脾、脾气通于口、络联于大指,通腹部天枢穴,手之列缺穴,足之三里穴。

食指属肝,肝气通于目,络联于食指,通手小天心,足之太溪穴。

中指属心,心气通于舌,络联于中指,通背心俞穴,手之中冲穴,足之涌泉穴。

无名指属肺,肺气通于鼻,络联于无名指,通胸前膻中穴,背部风门穴。

小指属肾,肾气通于耳,络联于小指,通目之瞳仁,手之合谷穴,足之大敦穴。

食指外侧属大肠,络联于虎口,直达食指侧巅。

小指外侧属小肠,络联于神门,直达小指巅。

附 3：推五经清、补手法、年龄、手次表

手次 \ 年龄	1月~1岁	1~3	4~6	6~9	10~12
补法	50~150	100~300	200~400	300~600	400~800
清法	20~60	50~150	100~200	150~300	200~400

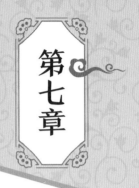

第七章

小儿常见病症刘氏小儿推拿治疗

第一节　发　　热

　　发热是小儿时期极为常见的一种症状,临床上以体温异常升高者而称之。但亦有体温正常而用手触摸体表有灼热感,或伴有其他发热征象而诊为发热者。临床上一般可分为外感发热、肺胃实热、阴虚内热三种。外感发热,一般是指感冒而言,但急性传染病初起时也可见到,对于年幼体弱小儿,由于得病以后容易出现兼症,应予注意。

　　本病的病因主要是由于小儿形气未充,腠理疏薄,表卫不固,抗邪能力不足,加之冷热不知调节,家长护理不周,易为外邪所侵,邪气袭体,卫外之阳被郁而致发热;或由于外感失治误治,邪气由表入里化热;或乳食内伤,造成肺胃壅实,郁而化热;或小儿体质素弱,先天不足或后天营养失调,或久病伤阴而致肺肾不足,阴液亏损引起日久发热不退。

【临床表现】

1. 外感发热　发热恶寒,头身疼痛,无汗,鼻塞,流涕,咳痰稀薄,苔薄白,指纹鲜红为风寒;发热微出汗,口干,咽痛,鼻流黄涕,苔薄白或薄黄,指纹红紫为风热。

2. 肺胃实热　高热,面红唇红,口鼻干燥,口渴引饮,气息喘急,便秘尿黄,舌红苔燥,脉实数,指纹深紫。

3. 阴虚内热　发热不甚,午后潮热,五心烦热或形瘦肉削,盗汗,食欲减退,脉细数,舌质红,指纹淡紫。

【推拿治疗】

1. 外感发热

治法:解表宣肺,发散外邪。

处方:常例。推五经:补脾经 250 次,清肝经 200 次,清心经 100次,清肺经 300 次,补肾经 150 次。配穴:推三关 90 次,推六腑 30 次,推背法,按肩井 2~3 次。风寒者加掐二扇门,拿风池穴 4~5 次;风热者加清天河水约 10 次,推脊 10 次;若兼咳嗽、痰鸣气急者加推揉膻中;兼见脘腹胀满、不思乳食、嗳酸呕吐者,加揉中脘,摩腹,推板门,推天柱;兼见烦躁不安、睡卧不安、惊惕不安者加掐揉小天心。

方义:常例开窍,尤其开天门,推坎宫,揉运太阳能疏风解表,发散外邪;推五经调理脏腑,以清肺经为主,宣肃肺气,以达解表止咳;推三关发汗解表,疏风散寒,配六腑以防发散太过,又能清热;风寒者加掐二扇门,拿风池加强发汗解表,散风寒;风热者加推脊,清天河水以清热。按肩井关窍,又能宣通气血,发汗解表。

2. 肺胃实热

治法:清肃肺热,泻火通便。

处方:常例。推五经:清脾经 400 次,补脾经 200 次,清肝经300 次,清心经 250 次,清肺经 350 次,补肾经 200 次。配穴:清大肠 120 次,清后溪 150 次,推六腑 150 次,推三关 50 次,水底捞明月、推天河水各推 20 次，推揉膻中 100 次，揉中脘 150 次，推擦肺俞发红，按肩井 2~3 次。若高热不退，加推脊，打马过天河，掐大椎；兼见腹胀大便秘结，加推下七节，摩腹。

方义：常例开窍。重清脾经、肺经，清肺、清胃实热；为防清脾太多，清后加补；配清大肠、后溪，通利二便以泻火；水底捞明月，推天河水，退六腑清热除烦；配三关以防过凉而伤正；揉中脘（消导法）理气消食；推揉膻中、推擦肺俞宣肃肺气，按肩井关窍。

注：①推后 24 小时内一般可全部退热，但一般于当晚子时后 2~3 小时发热即可退除，如有余热未退者，次日再推 1 次。②如系其他原因的高热，或发热日久不退者，均可按上列推法治之。若为 5 岁以上小孩，则手次可适当增多 50~100 次。

3. 阴虚内热

治法：滋阴清热。

处方：常例。推五经：补脾经 300 次，清肝经 250 次，先补心经 200 次，再清心经 100 次，补肺经 350 次，补肾经 400 次。配穴：清天河水、按揉涌泉各 80 次，揉按足三里 60 次，揉中脘 90 次，按揉内劳宫 100 次，捏脊 3~5 遍；按肩井 2~3 次；若食纳差，加掐四横纹，捏脊；盗汗，自汗加运太阳。

方义：常例开窍。推五经调理脏腑，重补肾经、肺经，揉上马滋肾肺，滋补阴液，配清天河水，揉按内劳宫以清内热；补脾经，按揉足三里，揉中脘健脾和胃，增进饮食；揉按涌泉，引热下行以退虚热；按肩井关窍。

【注意事项】

1. 外感表证，应多进热饮，覆盖衣被，以助微汗出。肺胃实热，热甚时，可用酒精擦四肢，或用冷湿毛巾敷于患儿前额、腋部及腹股沟部使其降温，以防止小儿出现高热惊厥。

2. 发热高且不退，可一日推拿 2~3 次。

3. 饮食宜清淡、富有营养,不宜进食难以消化的食物。

4. 高热不退或反复出现低热,应及时查清病因,明确诊断,必要时结合其他中西医疗法进行治疗。

扫一扫更精彩

视频:

刘氏小儿推拿治疗发热

第二节 感 冒

感冒即指"普通感冒"和"流行性感冒",一般临床多指普通感冒。普通感冒中医学又称伤风,相当于西医学的"上呼吸道感染",是由多种病毒引起的一种呼吸道常见病,其中 30%~50% 是由某种血清型的鼻病毒引起。普通感冒四季均可发病,尤多发于冬春两季。

本病主要是由外感风邪所致,如《素问·骨空论》所说:"风从外入,令人振寒,汗出,头痛,身重,恶寒。"其病因在于小儿形气未充,腠理疏薄,表卫不固,抗邪能力不足,以风为首的六淫病邪或时邪病毒,侵袭人体的途径或从口鼻而入,或从皮毛而入。因风性轻扬,正如《素问·太阴阳明论》曰:"伤于风者上先受之",肺为脏腑之华盖,其位最高,开窍于鼻,职司呼吸,外主皮毛,其性娇气,不耐邪侵,故外邪从口鼻、皮毛入侵,肺卫首当其冲。感冒的病位在肺卫,其基本病机是外邪影响肺卫功能失调,导致卫表不和,肺失宣肃,尤以卫表不和为主要方面。卫表不和,故见恶寒、发热、头痛、身痛、全身不适等症;肺失宣肃,故见鼻塞、流涕、喷嚏、喉痒、咽痛等症。

由于四时六气不同,人体素质之差异,在临床上有风寒、风热和暑热等不同证候,在病程中还可见寒与热的转化或错杂。

【临床表现】

1. 风寒感冒 恶寒重,发热轻,无汗,头痛,肢节酸疼,鼻塞声重,时流清涕,喉痒,咳嗽,痰吐稀薄色白,舌苔薄白,脉浮或浮紧,指纹红。

2. 风热感冒 发热,微恶风寒,或有汗,鼻塞喷嚏,流稠涕,头痛,咽喉疼痛,咳嗽痰稠,舌苔薄黄,脉浮数,指纹紫。

3. 气虚感冒 微恶风寒,倦怠乏力,气短懒言,身痛无汗,或恶寒甚,咳嗽无力,脉浮弱等症,指纹淡红。

4. 阴虚感冒 微恶风寒,少汗,身热,手足心热,头昏心烦,口干,干咳少痰,鼻塞流涕,舌红少苔,脉细数,指纹淡紫。

【推拿治疗】

1. 风寒感冒

治法:辛温解表,宣肺散寒。

处方:常例。推五经:先清脾经 100 次,再补脾经 50 次,清肝经 250 次,清心经 150 次,清肺经 300 次,补肾经 100 次。配穴:运太阳 24 次,揉风池、按揉外劳宫、二扇门各 60 次,推三关 150 次,推六腑 50 次,推膻中 120 次,推肺俞至发红。捏脊 3~5 遍;按肩井 2~3 次。

方义:常例开窍;推五经调理脏腑,以清肺经为主,宣肃肺气,以达解表散寒之功;配合运太阳、揉风池、二扇门以加强发汗解表之功;揉外劳宫温通阳气;推三关发汗解表,疏风散寒,配六腑以防发散太过,又能清热;推膻中和推肺俞配伍可宽胸理气、止咳化痰;捏脊可提高机体免疫力;按肩井关窍。

2. 风热感冒

治法:辛凉解表,宣肺清热。

处方:常例。推五经:先清脾经 100 次,再补脾经 50 次,清肝经250次,清心经150次,清肺经300次,补肾经100次。配穴:揉内劳宫60次,清天河水、推大椎各30次,推三关50次,推六腑150次,推膻中120次,推肺俞至发红。捏脊3~5遍;按肩井2~3次。

方义:常例开窍;推五经调理脏腑,以清肺经为主,可解表宣肺;揉内劳宫、清天河水、推大椎、推六腑清热解表,配三关以防清热太过;推膻中配以推肺俞至发红可宣降肺气,理肺止咳,捏脊提高机体抵抗力;按肩井关窍。

3. 气虚感冒

治法:益气解表。

处方:常例。推五经:补脾经250次,清肝经200次,补肺经300次,补肾经150次。配穴:推膻中120次,揉中脘120次,按揉足三里100次,按揉肺俞、脾俞100次,推肺俞至发红。捏脊3~5遍;按肩井3~5次。

方义:常例开窍;推五经调理脏腑,以补肺经为主,可补益肺气,提高肺脏的防病能力,配以揉膻中以增强肺气,推肺俞至发红、揉肺俞可固护肺卫;气虚感冒患儿多体虚,配伍揉中脘、按揉足三里、揉按脾俞、捏脊以健脾补气,增强体质;按肩井关窍。

4. 阴虚感冒

治法:滋阴解表。

处方:推五经:补脾经250次,清肝经200次,补肺经300次,补肾经300次。配穴:揉内劳宫60次,揉涌泉、肾俞各100次,推膻中120次,推肺俞至发红。捏脊3~5遍;按肩井3~5次。

方义:常例开窍;推五经调理脏腑,以补肺经、补肾经为主,可滋养肺肾阴液,治疗感冒;揉内劳宫清虚热;揉涌泉、肾俞以滋水涵木;推膻中配以推肺俞至发红宣肺止咳,固护肺卫;捏脊提高机体抵抗力;按肩井关窍。

【注意事项】

1. 加强体育锻炼,增强机体适应气候变化的调节能力。在气候变化时适时增减衣服,注意防寒保暖,慎接触感冒病人以免时邪入侵等。

2. 感冒病人应适当休息,多饮水,饮食以素食流质为宜,慎食油腻难消化之物。卧室空气应流通,但不可直接吹风。

3. 感冒迁延不愈者,应及时查清病因,明确诊断,必要时结合其他中西医疗法进行治疗。

视频:
刘氏小儿推拿治疗感冒

第三节　咳　　嗽

咳嗽是小儿常见的一种肺系病证。本病相当于西医学之"气管炎、支气管炎",一年四季均可发生,以冬春二季发病率高。任何年龄小儿皆可发病,以婴幼儿为多见。小儿咳嗽有外感和内伤之分,临床上小儿的外感咳嗽多于内伤咳嗽。

本病的病因主要为感受外邪,其中又以感受风邪为主。《活幼心书·咳嗽》指出:"咳嗽者,固有数类,但分寒热虚实,随证疏解,初中时未有不因感冒而伤于肺",指出了咳嗽的病因多由外感引起。此外,肺脾虚弱则是本病的主要内因。咳嗽的病变部位在肺,常涉及于脾,病理机制为肺失宣肃,外邪从口鼻或皮毛而入,邪侵于肺,肺气不宣,清肃失职而发生咳嗽。小儿脾常不足,脾虚生痰,上贮于肺,或咳嗽日久不愈,耗伤正气,可转为内伤咳嗽。

【临床表现】

1. 外感咳嗽 咳嗽有痰,鼻塞,流涕,恶寒,头痛,苔薄,脉浮。若为风寒则痰稀清白,流清涕,恶寒重而无汗,苔薄白,指纹蓝边红心;若为风热者兼见痰涕黄稠,稍怕冷而微汗出,口渴,咽痛,发热,苔薄白,脉浮数,指纹青紫。

2. 内伤咳嗽 久咳不止,咳嗽频作或阵作,尤以早晚为甚,或干咳少痰,或咯痰不爽,身微热,盗汗,或咳而无力,神疲气短,形体消瘦,食欲不振,面色白,自汗,唇舌淡红,指纹青蓝。

【推拿治疗】

1. 外感咳嗽

治法:疏风解表,宣肺止咳。

处方:常例。推五经:先清脾经100次,再补脾经50次,清肝经250次,清心经150次,清肺经300次,补肾经100次。配穴:揉外劳宫60次,推三关150次,推膻中120次,推肺俞至发红。捏脊3~5遍;按肩井2~3次;偏风寒者加风池、二扇门;偏风热者加天河水、大椎;痰多而咳喘,加天突、丰隆。

方义:常例开窍。推五经调理脏腑,重清肺经可宣肺祛邪、止咳化痰,清脾经以祛湿化痰,再补脾经,既能防止清后伤脾,又能助脾运;揉外劳疏风解表,推三关加强解表之功;推膻中、肺俞能宣肺止咳化痰;按肩井关窍。

2. 内伤咳嗽

治法:养肺止咳,健脾益气。

处方:常例。推五经:补脾经250次,清肝经200次,清肺经100次,补肺经300次,补肾经150次。配穴:推膻中120次,揉中脘120次,按揉足三里100次,推肺俞至发红。捏脊3~5遍;按肩井2~3次。兼久咳气虚加捏脊、补肾经手次加倍;兼痰多喘咳,加天突、定喘、创新、丰隆。

方义:常例开窍。推五经调理脏腑,其中重补脾经、肺经,健脾养肺;清肝经以防止肝火旺而伤脾肺,补肾经以助脾肺;推膻中推肺俞,宽胸理气,宣肺止咳;揉中脘、按揉足三里健脾胃,助运化;按肩井关窍。

【注意事项】

1. 保持室内空气新鲜、流通,室温以 18~20℃为宜,相对湿度60%。

2. 避免与煤气、烟尘等接触,减少不良刺激。

3. 注意休息,保持室内安静,咳嗽重的患儿可影响睡眠,应保证充足的睡眠。

4. 多喝水,经常变换体位及拍打背部,使呼吸道分泌物易于咯出。

5. 饮食应给予易消化、富含营养之食品。婴幼儿尽量不改变原有的喂养方法,咳嗽时应停止喂哺或进食,以防食物呛入气管。年长儿饮食宜清淡,不给辛辣、炒香、油腻食物,少给生冷、过甜、过咸之品。

扫一扫更精彩

视频:
刘氏小儿推拿治疗咳嗽

第四节　肺　炎　喘　嗽

肺炎喘嗽是小儿时期常见的肺系疾病之一,临床以发热、咳嗽、痰壅、气急、鼻煽为主要症状,重者可见张口抬肩,呼吸困难,面色苍白,口唇青紫等症。本病相当于西医学中的"小儿肺炎"。本病一年四季都可发生,尤以冬春两季为多。好发于婴幼儿,年龄越小,发病率越高,病情越重。

本病的外因责之于感受风邪,或由其他疾病传变而来;内因责之于小儿形气未充,肺脏娇嫩,卫外不固。小儿外感风邪,外邪由口鼻或皮毛而入,侵犯肺卫,肺失宣降,清肃之令不行,致肺被邪束,闭郁不宣,化热烁津,炼液成痰,阻于气道,肃降无权,从而出现咳嗽、气喘、痰鸣、鼻煽、发热等肺气闭塞的证候,发为肺炎喘嗽。

【临床表现】

临床上常见的证型有:风寒闭肺,风热闭肺,痰热壅肺三型。但由于小儿具有"风为阳邪,易从热化,六淫之邪,皆从火化"的病理特点,虽感风寒,也极易化热,故风热闭肺型较多见,主要表现为高热面红,咳嗽气促,鼻翼煽动,喉中痰鸣,烦渴狂饮,口唇干赤,小便黄少,大便不畅,舌质深红,苔黄厚或黄燥,指纹紫蓝,脉数急(现以风热闭肺型举例说明其推治方法,其他两型可用同法辨证施治)。

【推拿治疗】

治法:清热宣肺,化痰定喘。

处方:常例。推五经:清脾经 300 次,清肝经 350 次,清心经 400 次,清肺经 450~600 次,补肾经 200 次("清四补一法"以清肺经为主)。配穴:宣肺定喘主穴:推胸法、按弦走搓摩各 50 次,揉中脘、天突各 120 次,推背法至肺俞发红。清热主穴:清大肠 150 次,清后溪 120 次,推六腑 150 次,水底捞明月、推天河水、打马过天河各 50 次。捏脊 3~5 遍;按肩井 2~3 次。若热盛不退,加推脊、掐大椎;喘甚痰多,加揉按丰隆、创新、定喘;便秘,加推下七节,通腑气,以和肺气。

方义:常例开窍。推五经用"清四补一法",即清实热又能益阴液,重清肺经宣肺气,降气平喘;清后溪、大肠,通利二便以泻火;水底捞明月、推天河水、打马过天河、推六腑大凉清热泻火;推胸法、推背法,宽胸宣肺,降气平喘;揉中脘调理脾胃;按肩井关窍。

【注意事项】

1. 搞好卫生,保持室内空气新鲜;饮食宜清淡富有营养,多喂服温开水;加强体育锻炼,增强体质,防止感冒。

2. 气候冷暖不调时,随时增减衣服,感冒流行期间勿去公共场所,防止感受外邪。

3. 病邪在表者,取微汗,易受凉,忌用凉水擦拭及冰袋冷敷。

4. 呼吸急促时,应保持气道通畅,并及时吸痰;对于重症肺炎患儿要加强巡视,密切观察病情变化。

扫一扫更精彩

视频:
刘氏小儿推拿治疗肺炎喘嗽

第五节　呕　　吐

呕吐是因胃失和降、胃气上逆,以致乳食由胃中上逆经口而出的一种常见病证。本证发生无年龄和季节的限制,而以婴幼儿及夏季易于发生。凡内伤乳食,大惊卒恐,以及其他脏腑疾病影响到胃的功能,而致胃气上逆,均可引起呕吐。此外,小儿哺乳后,乳汁自口角溢出,称之为"溢乳",多为乳哺过量或过急所致,宜注意改善哺乳方法,并非病态。

本病主要病因为小儿胃腑小而且薄弱,若喂养不当,乳食过多,或进食过急,较大儿童恣食生冷厚腻等不易消化食物,蓄积胃中,则致中焦壅塞,以致胃不受纳,脾失健运,气机升降失调,胃气上逆而呕吐;或因乳母过食炙煿辛辣之物,乳汁蕴热,儿食母乳,以致热积于胃,热积胃中,胃气上逆而呕吐;或先天禀赋不足,脾胃素虚,或乳母平时喜食寒凉生冷之品,乳汁寒薄,儿食其乳,脾胃受寒,或小儿恣食生冷瓜果,冷积中脘,或患病后寒凉克伐太过,损伤脾胃,皆可致脾胃虚寒,胃气失于和降而致呕吐。

【临床表现】

1. 乳食积滞　呕吐物多为酸臭乳块或不消化食物,不思乳食,口气臭秽,脘腹胀满,吐后觉舒,大便秘结或泻下酸臭,舌质红,苔厚腻,脉滑数有力,指纹紫滞。

2. 胃中积热　食入即吐,呕吐频繁,呕哕声洪,吐物酸臭,口渴多饮,面赤唇红,烦躁少寐,大便臭秽,或秘结,小便黄短,舌红苔黄,脉滑数,指纹紫滞。

3. 脾胃虚寒　食后良久方吐,或朝食暮吐,暮食朝吐,吐物多为清稀痰水或不消化乳食残渣,伴面色苍白,精神疲倦,四肢欠温,食少不化,腹痛便溏,舌淡苔白,脉迟缓无力,指纹淡。

【推拿治疗】

1. 乳食积滞

治法:消食导滞,和中降逆。

处方:常例。推五经:清脾经 200 次,后补脾经 100 次,清肝经 250 次,清心经 150 次,清肺经 100 次,补肾经 200 次(以"清四补二法"重点清脾经,清后加补)。配穴:止呕主穴:推天柱 100 次,揉板门 90 次;消食导滞穴:推大肠 100 次,揉中脘(消导法)、足三里各 90 次;按肩井 2~3 次。若便秘腹胀甚者,加推下七节,摩腹;兼见食纳不佳加掐四横纹,捏脊。

方义:常例开窍。调理脏腑,清肝经,清心经以防肝旺火动;补肺经、肾经,按揉足三里以助脾胃运化;推大肠、揉中脘,通腹消积导滞;推天柱、板门降逆止呕,效果更佳;按肩井关窍。

2. 胃中积热

治法:清热和胃,降逆止呕。

处方:常例。推五经:清脾经 350 次,清肝经 300 次,清心经 250 次,清肺经 300 次,补肾经 200 次(以"清四补一法"重点清脾经)。配穴:和胃降逆止呕主穴:推天柱、板门、中脘、足三里各 90 次。通利二便以清热泻火主穴:清大肠经、后溪各 60 次,推六腑 60 次。捏脊 3~5 遍;按肩井 2~3 次。

方义:常例开窍。推五经,调理脏腑,用"清四补一法"以清热为主;配推天柱、板门、按揉足三里,揉中脘健脾和中,和胃降逆止呕;清大肠,退后溪,推六腑通利二便,有加强清热泻火之功;按肩井关窍。

3. 脾胃虚寒

治法:温中散寒,和胃降逆。

处方:常例。推五经:补脾经 300 次,清肝经 250 次,清心经 100 次,补肺经 200 次,补肾经 150 次(以"清二补三法",补脾经为主)。配穴:揉外劳 200 次,揉中脘 300 次,揉足三里 80 次,推天柱 100 次,推板门 100 次,推三关 90 次,推六腑 30 次。捏脊 3~5 遍;按肩井 2~3 次。

方义:常例开窍。重推脾经,兼按揉足三里,揉中脘以健脾和胃,温中散寒,降逆止呕;揉外劳,推三关温阳散寒以加强温中作用,推六腑调理脏腑之气;推天柱、板门和胃降逆,善止一切呕吐;按肩井关窍。

【注意事项】

1. 哺乳时不宜过急,以防空气吞入;哺乳后,将小儿竖抱,轻拍背部,使吸入的空气排出,然后再让其平卧。

2. 喂养小儿时,食物宜清淡而富有营养,不进辛辣、炙煿和有腥臊膻臭异味的食物、饮料等。

3. 饮食清洁卫生,不吃腐败变质食品,不恣食生冷饮食。防止食物及药物中毒。

4. 呕吐者应专人护理,安静休息,消除恐惧心理,抱患儿取坐位,头向前倾,用手托扶前额,使呕吐物吐出畅通,不呛入气管。

5. 呕吐较轻者,可进少量易消化流质或半流质食物,较重者应暂禁食,然后用生姜汁少许滴入口中,再用米汁内服。必要时补液。

视频:

刘氏小儿推拿治疗呕吐

第六节　厌　　食

厌食是指小儿较长时期见食不贪,食欲不振,甚则拒食的一种常见病症。发病原因主要由于饮食喂养不当,导致脾胃不和,受纳运化失健。各年龄儿童均可发病,以 1~6 岁为多见。城市儿童发病率较高。患儿除食欲不振外,一般无其他明显不适,预后良好,但长期不愈者,可使气血生化乏源,抗病能力下降,而易罹患他症,甚或影响生长发育转化为疳证。

本病的主要原因是由于平素饮食不节,或因喂养不当以及长期偏食等情况,损伤脾胃正常的运化功能,从而产生见食不贪,病变脏腑主要在脾胃。根据其病因病机表现,本病大致分为脾运失健,脾胃积热,脾胃虚寒三型。

【临床表现】

1. 脾运失健　面色少华,不思饮食,或食物无味,拒进饮食,形体偏瘦,而精神状态一般无特殊异常,大小便均基本正常,舌苔白或微腻,脉尚有力。

2. 脾胃积热　厌食或拒食,形体偏瘦,精神尚好,面色少华,口干多饮,皮肤干燥,缺乏润泽,或伴有低热,手掌心热,容易汗出,大便多干结,口唇干红,舌质红,薄黄或无苔少津,指纹深红,脉细数。

3. 脾胃虚寒　精神较差。面色萎黄不华,厌食或拒食,若稍进食大便中夹有不消化残渣,或大便不成形。舌质淡,苔薄白,脉细弱,指纹淡红。

【推拿治疗】

1. 脾运失健

治法:和脾助运。

处方:常例。推五经:补脾经 300 次,清肝经 250 次,补肺经 150 次,补肾经 200 次。配穴:运水入土 20 次,掐揉四横纹 5 遍,揉中脘(调中法)、揉足三里各 100 次,捏脊 5~8 遍。按肩井 2~3 次。

方义:常例开窍。推五经调理脏腑,其中重补脾经,配掐四横纹、揉中脘,运水入土,按揉足三里和脾助运,增进饮食;清肝经疏肝理脾;补肺、肾二经益气助脾;按肩井关窍。

2. 脾胃积热

治法:清热养阴,健脾益气。

处方:常例。推五经:先清脾经 400 次,再补脾经 100 次,清肝经 300 次,清心经 200 次,补肺经 150 次,补肾经 350 次。配穴:清大肠 150 次,推六腑 120 次,揉按足三里 100 次,掐揉四横纹 4~5 遍,运土入水 20 次,揉中脘、肚脐各 100 次,捏脊 5~8 遍。按肩井 2~3 次。若兼便干结加推下七节,揉龟尾;兼见久热不退加揉按涌泉。

方义:常例开窍。推五经先清脾胃积热,后补脾经健中,以防清太过伤正而调之;清肝、心二经,以助脾经清热;补肺、肾二经,益气养阴而助脾胃,配清大肠、推六腑,运土入水清热养阴;掐揉四横纹,揉中脘、肚脐,捏脊,揉按足三里健脾益气,和中开胃;按肩井关窍。

3. 脾胃虚寒

治法:温中散寒,健脾益气。

处方:常例。推五经:补脾经 400 次,补心经 150 次,清心经 80 次,补肺经 200 次,补肾经 100 次。配穴:揉外劳 200 次,掐四横纹 4~5 遍,按揉足三里 60 次,揉中脘 200 次,摩腹 100 次,揉脐 100 次,揉丹田 200 次,揉龟尾 80 次,捏脊 5~8 遍。按肩井 2~3 次。

方义:常例开窍。推五经重补脾经,配揉外劳,掐揉四横纹,揉中脘、肚脐、丹田,摩腹温中散寒,健脾益气;清肝经疏肝理脾;补心经助脾阳;补肺、肾二经益气温阳,助脾温化;揉龟尾、捏脊调理脾胃,增进饮食;按肩井关窍。

【注意事项】

1. 掌握正确的喂养方法,饮食起居按时、有度,饭前勿食糖果饮料,夏季勿贪凉饮冷。根据不同年龄给予富含营养、易于消化、品种多样的食品。母乳喂养的婴儿 4 个月后应逐步添加辅食。

2. 出现食欲不振的症状时,要及时查明原因,采取针对性治疗措施。对病后胃气刚刚恢复者,要逐渐增加饮食,切勿暴饮暴食而致脾胃复伤。

3. 纠正不良饮食习惯,做到"乳贵有时,食贵有节",定时进食,建立规律性的生活制度。

4. 遵照"胃以喜为补"的原则,先从小儿喜欢的食物着手,来诱导开胃,暂时不要考虑营养价值,待其食欲增进后,再按营养的需要供给食物。

5. 注意生活起居,加强精神调护,保持良好情绪,饭菜多样化,讲究色香味,以促进食欲。

视频：
刘氏小儿推拿治疗厌食

第七节　疳　　积

疳积是疳疾和积滞的总称，积滞是指小儿伤于乳食，损伤脾胃，而致脾胃运化失司，积聚留滞于中，以不思乳食，食而不化，腹部胀满，大便不调等为特征。疳疾是以气血津液干涸，形体羸瘦，面黄发枯等为其特征。积滞进一步发展往往形成疳疾，所以古人有"无积不成疳"的说法，故本节将疳积一并讨论。

本病的病因主要是由于小儿脾胃薄弱，消化功能欠佳，若饮食不节或喂养不当，或感染诸虫等因素，均可使脾胃受损，运化失常，以致饮食停聚不化，气滞不行，而出现不思乳食，食而不化，腹部胀满，大便不调等积滞之征。若积滞日久，一则脾胃纳化失常，乳食精微无从运化吸收，以致脏腑、肌肉、四肢百骸失于濡养，故出现日渐形体消瘦，面黄发枯等；二则可以生热，导致气液耗伤，而有虚热烦躁等症。

【临床表现】

1. 初期　不思乳食，食而不化，腹部胀满，大便不调，形体消瘦，面色晦黄，毛发稀疏，口渴，五心烦热，夜卧不宁，喜啼哭，睡时露睛，巩膜发蓝，唇红舌尖边红，苔黄腻，指纹淡红或深紫，脉细数。

2. 晚期　面色萎黄或㿠白，毛发枯黄稀疏，骨瘦如柴，腹大青筋暴露，精神萎靡，或烦躁，睡卧不安，腹凹如舟，大便溏且可见不消化之物，甚者下肢浮肿，四肢厥冷，唇淡白，舌质淡苔薄，指纹淡红,脉沉迟无力。

【推拿治疗】

1. 初期

治法:消积导滞。

处方:常例。推五经:清脾经 300 次,后补脾经 100 次,清肝经 250 次,补肾经 200 次。配穴:分推腹阴阳 20 次,清大肠 150 次,推六腑 90 次,揉中脘(消导法)300 次,掐四横纹 4~5 遍,揉按足三里 100 次,揉脐 150 次,捏脊 5~8 遍。按肩井 2~3 次。若腹胀甚,加摩腹;兼有积滞证伴有热象者,脾经清后加补;后期若无积滞者,脾经以补为主,再重补肾肺二经;兼便秘或便溏者加推龟尾、七节、大肠。

方义:常例开窍。清补脾经消积健脾而不伤中;清肝经疏肝理脾;补肺肾二经,分腹阴阳,益气养阴而助脾;掐揉四横纹,揉中脘(消导法),揉脐,分腹阴阳,消食导滞,疏调肠胃积滞;清大肠、推六腑,清肠腑之积热;捏脊,按揉足三里健脾开胃,消食和中;按肩井关窍。

注:每日推 1 次,连推 2 次后,揉中脘之消导法则要改为调中法;脾经不再用清法,改用补法;肠腑积热即去应减推六腑、大肠。

2. 晚期

治法:温补脾肾,益气补血。

处方:常例。推五经:补脾经 400 次,清肝经 250 次,先补心经 300 次,后清心经 150 次,补肺经 200 次,补肾经 350 次。配穴:推大肠 120 次,揉外劳 150 次,掐捻四横纹 3~5 次,揉按足三里 60 次,揉中脘 300 次(补中法),揉脐 100 次,捏脊 5~8 遍。按肩井 2~3 次。

方义:常例开窍。重推脾肾二经,温补脾肾;补肺经益气,补心经补血,后清心经防心火妄动,清肝经疏肝理脾;揉外劳宫温阳助运;推大肠,揉中脘(补中法),揉脐消积导滞,疏调肠腑;捏脊又称"捏积",是治疗疳积的主要手法;四横纹是治疗疳积的经验效穴,上两穴合足三里可调和气血,消积滞,强健身体,是治疗疳积的最佳方案;按肩井关窍。

按:初期有积滞者,中脘用消导法,积滞去,再用"调中法";后期若无积滞用"补中法"。疗程根据病情的恢复情况而定,一般10次左右为1个疗程。

【注意事项】

1. 疳积宜早防早治,以免迁延日久累及它脏而病程缠绵难愈。

2. 防偏食、嗜食、异食,合理喂养。

3. 提倡母乳喂养,乳食定时定量,按时按序添加辅食,供给多种营养物质,以满足小儿生长发育的需要。

4. 定期测量患儿的体重、身高,以及时了解和分析病情,检验治疗效果。

视频:
刘氏小儿推拿治疗疳积

第八节 腹 痛

腹痛为小儿常见的一种临床证候,其范围一般是指胃脘以下、脐之两旁以及耻骨以上部位发生的疼痛。婴幼儿不能言语,腹痛常表现为啼哭,如《古今医统·腹痛》说:"小儿腹痛之病,诚为急切。凡初生二三个月及一周之内,多有腹痛之患。无故啼哭不已或夜间啼哭之甚,多是腹痛之故。"

本病的病因主要是由于小儿脾胃薄弱,经脉未盛,易为各种病邪所干扰。六腑以通降为顺,经脉以流通为畅,感受寒邪、乳食积滞、脾胃虚寒,皆可使气滞于脾胃肠腑,脾喜运而恶滞,六腑不通则腹痛。导致腹痛的疾病很多,西医学主要分 3 大类:第 1 类为全身性疾病及腹部以外器官疾病产生的腹痛,第 2 类为腹部器官的器质性疾病,第 3 类为功能性腹痛,主要为再发性腹痛,约占腹痛患儿总数的 50%~70%,小儿推拿的治疗范畴主要以第 3 类腹痛为主。

【临床表现】

1. 寒痛　腹痛急暴,哭叫不安,阵阵发作,痛处喜暖,得温则舒,遇寒痛甚,肠鸣漉漉,面色苍白,痛甚者,额冷汗出,唇色紫暗,肢冷,或兼吐泻,小便清长,舌淡红,苔白滑,脉沉弦紧,指纹红。

2. 伤食痛　脘腹胀满,疼痛拒按,不思乳食,嗳腐吞酸,或腹痛欲泻,泻后痛减,或时有呕吐,吐物酸馊,矢气频作,粪便秽臭,夜卧不安,时时啼哭,舌淡红,苔厚腻,脉象沉滑,指纹紫滞。

3. 虚寒腹痛　腹痛绵绵,时作时止,痛处喜温喜按,面白少华,精神倦怠,手足清冷,乳食减少,或食后腹胀,大便稀溏,唇舌淡白,脉沉缓,指纹淡红。

【推拿治疗】

1. 寒痛

治法:温中散寒,理气止痛。

处方:常例。推五经:补脾经 300 次,清肝经 250 次,补心经 100 次,清心经 50 次,补肺经 150 次,补肾经 200 次。配穴:揉外劳 80 次,掐揉一窝风 50 次,揉中脘、肚脐,摩腹各 200 次,拿肚角 4~5 次,按揉足三里 40 次。 捏脊 3~5 遍;按肩井 2~3 次。兼呕吐加推天柱,揉板门;兼腹泻加揉龟尾,推上七节。

方义:常例开窍,调理脏腑。其中重推脾经,配揉中脘、肚脐、足三里,摩腹温中健脾,再配揉外劳助阳散寒;掐揉一窝风,拿肚角理气止痛;按肩井关窍。

2. 伤食痛

治法:消食导滞,和中止痛。

处方:常例。推五经:清脾经 300 次,后加补脾 150 次,清肝经 250 次,清心经 100 次,补肺经 150 次,补肾经 200 次。配穴:清大肠 90 次,掐揉四横纹 3 至 4 次,揉板门 60 次,揉中脘(消导法)200 次,摩腹各 120 次,拿肚角 4~5 次,揉按足三里 100 次,捏脊 5~8 遍。按肩井 2~3 次。兼呕吐加推天柱,横纹推向板门;兼腹胀满,便秘加推下七节,揉龟尾;兼积滞日久发热者,加推六腑,清天河水。

方义:常例开窍,调理脏腑,其中重推脾经,配揉板门,掐揉四横纹、揉中脘、摩腹,按揉足三里、捏脊健脾和胃,消食导滞,理气止痛;清大肠、揉天枢疏调胃肠积滞;拿肚角止痛;按肩井宣通气血,关窍。

3. 虚寒腹痛

治法:温补脾肾,益气止痛。

处方:常例。推五经:补脾经 350 次,清肝经 250 次,补心经 150 次,后清心经 50 次,补肺经 200 次,补肾经 300 次。配穴:揉外劳 100 次,掐四横纹 4~5 次,揉中脘、摩腹各 200 次,按揉足三里 80 次,揉丹田 100 次,捏脊 5~8 遍。按肩井 2~3 次。兼腹泻,加揉龟尾,推上七节。

方义:常例开窍,五经重在补脾肾二经,温补脾肾阳气,清肝经能疏肝理脾,以防肝火旺乘脾土,次补心经以助脾阳;配揉外劳,推三关,揉丹田温补脾肾之阳气;揉中脘、肚脐、足三里,摩腹、捏脊、掐四横纹健脾和胃,温中散寒,增进食欲;按肩井关窍。

【注意事项】

1. 导致腹痛的原因很多,除上述外,有些器质性病变引起的可用推拿止痛,但常需做其他处理,如外科手术治疗等,因此要注意鉴别诊断。

2. 注意饮食卫生,勿多食生冷食物;注意气候变化,防止感受外邪,避免腹部受凉;餐后稍事休息,勿做剧烈运动。

3. 剧烈或持续腹痛者应卧床休息,随时查腹部体征,并做必要的其他辅助检查,以便作好鉴别诊断和及时处理,以免贻误病机。

4. 根据病因,给予相应饮食调护。消除患儿恐惧心理。

视频:
刘氏小儿推拿治疗腹痛

第九节　泄　泻

泄泻是以大便次数增多,粪质稀薄或如水样为特征的一种小儿常见病。本病一年四季均可发生,以夏秋季节发病率为高,2 岁以下小儿发病率高,年龄越小,发病率越高。

本病的病因主要是由于婴幼儿脾常不足,易于感受外邪、伤于乳食,或脾肾阳虚,导致脾病湿盛而发生泄泻,无论何种原因引起的泄泻,其主要病位均在脾胃。因胃主受纳腐熟水谷,脾主运化水湿和水谷精微,若脾胃受病,则饮食入胃之后,水谷不化,精微不布,清浊不分,合污而下,致成泄泻。常见证型有:湿热泻、寒湿泻、脾虚久泻、吐泻兼作四种。

【临床表现】

1. 湿热泻　大便水样,或如蛋花汤样,泻下急迫,量多次频,气味秽臭,或见少许黏液,腹痛时作,食欲不振,或伴呕恶,神疲乏力,或发热烦躁,口渴,肛门灼热发红,小便短黄,舌质红,苔黄腻,脉滑数,指纹紫。

2. 寒湿泻 大便清稀,夹有泡沫,臭气不甚,肠鸣腹胀、腹痛,或伴恶寒发热,口不甚渴,鼻流清涕,咳嗽,舌质淡,苔白腻,脉浮缓或浮紧,指纹红。

3. 脾虚泻 久泻不愈,或经常反复发作,大便稀溏,色淡不臭,多于食后作泻,时轻时重,食欲不振,便稀夹有奶块及食物残渣,面色萎黄,形体消瘦,神疲倦怠,舌淡苔白,脉缓弱,指纹淡。

4. 吐泻兼作 吐泻并重,每日数次或 10 余次,口渴引饮,饮后即吐,中等度发热,烦躁不安,面色苍白无华,口干唇赤,舌尖边红,苔黄腻,指纹紫,脉洪数。

【推拿治疗】

1. 湿热泻

治法:清热利湿,调中止泻。

处方:常例。推五经:清脾经 300 次,清肝经 250 次,清心经 200 次,清肺经 100 次,补肾经 150 次(五经用"清四补一法")。配穴:清大肠 200 次,清后溪 150 次,推六腑 120 次,推三关 40 次,按揉足三里 60 次,揉中脘 150 次,揉脐 200 次,拿肚角 3~5 次,揉龟尾 100 次。按肩井 2~3 次。若大便泻下不畅,有里急后重感,加推下七节;若患儿泻势急迫且病情较重者,推擦肺俞至发红,再结合针刺肺俞放血治之。

方义:常例开窍。推五经用"清四补一法",以清热为主,重清脾经以清中焦湿热为主,清大肠、后溪,推六腑清利湿热;按揉足三里、中脘、肚脐,拿肚角、揉龟尾,调中理气止痛止泻;按肩井关窍。

2. 寒湿泻

治法:温中散寒,化湿止泻。

处方:常例。推五经:补脾经 300 次,清肝经 250 次,清心经 100 次,补肺经 150 次,补肾经 200 次。配穴:清大肠 150 次,揉外劳 100 次,推三关 70 次,推六腑 50 次,按揉足三里 60 次,揉中脘 150 次,揉脐 200 次,按揉龟尾 100 次,推上七节 50 次,推肺俞至发红。按肩井 2~3 次。

方义:常例开窍,调理脏腑。其中重补脾经,揉中脘、足三里、肚脐能健脾化湿,温中散寒;补肺经、肾经助脾健运;揉龟尾、推上七节调理大肠固涩而止泻;肺与大肠相表里,推肺俞发红宣肺气,清大肠而止泻止痛;按肩井关窍。

3. 脾虚泻

治法:健脾益气,温阳止泻。

处方:常例。推五经:补脾经 400 次,清肝经 250 次,先补心经 300 次,后清心经 150 次,补肺经 200 次,补肾经 350 次。配穴:清大肠 150 次,揉外劳 100 次,揉中脘(补中法)300 次,摩腹 100 次,捏脊 5 次,揉脐 200 次,揉龟尾 120 次,推上七节 60 次,推肺俞至发红。按肩井 2~3 次。兼有肾阳虚者加重补肾经法,揉外劳宫;兼久泻不止有中气下陷者,加按揉百会或用灸百会法。

方义:常例开窍。重推脾经。配揉中脘(补中法)健脾益气助运化;清肝经以防肝旺乘脾土;补肺、肾、心三经温阳助脾,后清心以防火动;摩腹,捏脊,揉外劳,揉脐温阳补中;推大肠,揉龟尾,推上七节固肠实便,为止泻之要穴;推揉肺俞发红宣肺气,助脾运而止泻;按肩井关窍。

4. 吐泻兼作

治法:清泄肠胃湿热。

处方:常例。推五经:清脾经 400 次,清肝经 300 次,清心经 250 次,清肺经 350 次,补肾经 200 次。配穴:清大肠 200 次,清后溪 150 次,揉外劳宫 100 次,推六腑 150 次,推三关 50 次,揉中脘

150 次,揉脐 200 次,按揉足三里 80 次,揉龟尾 100 次,推上七节 60 次,推揉板门 100 次,推天柱 100 次,推擦肺俞至发红。按肩井 2~3 次。

方义:常例开窍。推五经用"清四补一法"以清热为主。其中重清脾经以清中焦湿热,次清肺经,助脾经清热,利大肠,再清肝经、心经,助脾经清热又能防止肝旺火动而伤脾阴,补肾经助脾化湿;清大肠、后溪,推六腑通利二便以泻湿热;按揉足三里、龟尾理肠止泻;推揉板门既能止泻又能止呕,合推天柱止呕之功更强;推肺俞宣肺降逆而利大肠,能助止吐止泻之功;按肩井关窍。

【注意事项】

1. 注意饮食卫生,食品应新鲜、清洁,不吃变质食品,不要暴饮暴食。饭前、便后要洗手,防止病从口入。

2. 乳贵有时,食贵有节,做到乳食节制,不要时饥时饱,过凉过热。

3. 泄泻期间,适当控制饮食,减轻脾胃负担。对吐泻严重患儿暂时禁食,以后随着病情好转,逐渐增加饮食量。忌食油腻、生冷及不易消化的食物。

4. 提倡母乳喂养,不宜在夏季及小儿有病时断奶,遵守添加辅食的原则,注意科学喂养。

5. 保持皮肤清洁干燥,勤换尿布。每次大便后,要用温水清洗臀部,并扑上爽身粉,防止发生红臀。

6. 密切观察病情变化,及早发现泄泻变证,必要时配合补液治疗。

扫一扫更精彩

视频:
刘氏小儿推拿治疗泄泻

第十节　便　　秘

便秘是儿科临床中常见的病证,以大便秘结不通,排便时间延长为其主要表现,便秘亦称"便闭""秘结""大便不通",有时单独出现,有时继发于其他疾病。

本病的病因主要是由于饮食不节,食物停滞,气滞不行,郁久化热,或因过食辛辣厚味,以致胃肠积热,伤津耗液;或于热病后耗伤津液,导致肠胃燥热,阴液失于输布而不能下润,腑气不通,大肠传导失常,导致大便秘结,难于排出;素体虚弱,或久病之后,气血不足,气虚则大肠传送无力,血虚则津液无以滋润大肠,肠道干涩,以致大便排出困难。因引起的病因病机不同,故临床常分为虚秘、实秘两类。

【临床表现】

1. 实秘　大便干结,排便困难,甚至便秘不通,腹胀不适,或胸胁痞满,胃纳减少,噫气频作,欲便不能,甚则腹胀疼痛,或兼呕吐,或兼口臭唇红,面赤身热,小便短黄,舌苔黄燥,脉象滑实,指纹紫滞等。

2. 虚秘　面色㿠白无华,形瘦无力,神疲气怯,大便干燥,努力难下;或时有便意,大便不硬,但努则乏力,用力则汗出短气,便后疲乏,舌淡苔薄白,脉虚细,指纹淡红。

【推拿治疗】

1. 实秘

治法:行气导滞,清热通便。

处方:常例。推五经:清脾经400次,后补脾经200次,清肝经300次,清肺经200次,清心经150次,补肾经300次。配穴:清大肠150次,推六腑90次,推三关30次,推中脘(用消导法)、揉脐、摩腹各 100 次,按揉足三里 100 次,揉龟尾 80 次,推下七节 60 次,推揉肺俞至发红。按肩井 2~3 次。兼身热、烦躁加清天河水,水底捞明月;兼小便短黄加清后溪。

方义:常例开窍。推五经清脾、肝、心、肺经以清泻脏腑之实热,补肾经以滋阴润燥;清大肠、六腑,揉中脘(消导法)、脐、龟尾,摩腹,推下七节合用,以清理肠腑积热,导滞通便;推肺俞宣肺以助大肠;按肩井关窍。

2. 虚秘

治法:益气养血,滋阴润燥。

处方:常例。推五经:补脾经 400 次,清肝经 200 次,先补心经 300 次,再清心经 150 次,补肺经 300 次,补肾经 400 次。配穴:摩腹 60 次,揉中脘(用补中法),揉脐、丹田各 100 次,揉龟尾 150 次,按揉足三里 80 次,捏脊 5~8 遍。按肩井 2~3 次。

方义:常例开窍。补脾、肺、肾经以益气养血,滋阴润燥;清肝经以疏肝理脾;摩腹,揉脐,揉龟尾以理肠通便;揉中脘(补中法)、丹田、足三里,捏脊以健脾气,温阳调中,强壮身体;按肩井关窍。

【注意事项】

1. 培养按时排便的习惯。

2. 宜食带纤维素的蔬菜。

3. 脾胃虚少食而便少者,应注意扶养胃气。

扫一扫更精彩

视频:
刘氏小儿推拿治疗便秘

第十一节　汗　证

汗证是指小儿在安静状态下,正常环境中,全身或局部出汗过多,甚则大汗淋漓的一种病证。多发生于 5 岁以内的小儿。由于小儿形气未充、腠理疏薄,加之生机旺盛、清阳发越,在日常生活中,比成人容易出汗。

本病的病因主要是由于小儿体虚所致。小儿汗证有自汗、盗汗之分。自汗多为气虚或阳虚所致,若小儿素体表虚,感受风邪,以致营卫不和,腠理开泄而汗出;或久病体虚,伤及肺气,卫失外护,则津液因气虚腠理不密而外泄,故汗出多于常人。盗汗多为阴虚所致,若久病阴血亏损,虚火内炽,阳热亢盛,蒸津外泄,亦可见睡中汗多。

【临床表现】

1. 自汗　经常汗出不止,活动后更甚,常伴神疲乏力,气短畏寒等阳气虚的症状。舌淡苔白,脉细弱,指纹浅红。

2. 盗汗　入睡汗出,醒后则汗止,常伴五心烦热,颧红,口舌干燥等症。舌红少苔或乏津,脉细数,指纹淡红。

【推拿治疗】

汗证(自汗、盗汗)

治法:以固肾补气为主(两者病因不同,但治法相同)。

自汗者通过固肾补气以密肌表而止汗;盗汗者则通过滋补肾水而降火而止汗。

处方:常例。推五经:补脾经 200 次,补心经 300 次,再清心经 150 次,补肺经 250 次,补肾经 350 次。配穴:揉太阳、膻中各 100 次,揉中脘 150 次,揉丹田 200 次,推肺俞 100 次。按肩井 2~3 次。兼五心烦热,惊悸不宁,加推水底捞明月,掐小天心,揉按涌泉;兼小便短黄,加清后溪;兼食欲不振,加捏脊,掐捻四横纹。

方义:常例开窍。重补肾经壮水制火;补脾、肺经,揉运太阳,益气固表以止汗;补心经补血,再清心经以防火旺伤阴;揉肺俞,膻中宣发卫气,以固卫表;揉丹田温阳固表:补脾经、揉中脘健脾益气;按肩井关窍。

【注意事项】

1. 增强小儿体质,进行各种体育锻炼,注意合理的喂养。

2. 积极治疗各种急、慢性疾病,并注意病后调理。

3. 注意个人卫生,勤换衣被,保持皮肤清洁和干燥,拭汗用柔软干毛巾或纱布擦干,勿用湿冷毛巾,以免受凉。

4. 汗出过多致津伤气耗者,应补充水分及容易消化而营养丰富的食物。勿食辛辣、煎炒、炙烤、肥甘厚味。

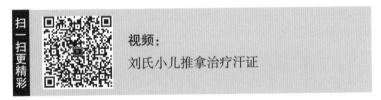

扫一扫更精彩

视频:
刘氏小儿推拿治疗汗证

第十二节 夜 啼

小儿若白天能安静入睡,入夜则啼哭不安,时哭时止,或每夜定时啼哭,甚则通宵达旦,称为夜啼。多见于新生儿及婴儿。民间俗称"夜哭郎"。啼哭是新生儿及婴儿的一种生理活动,若是表达要求或痛苦,饥饿、惊恐、尿布潮湿、衣被过冷或过热等都可以引起啼哭,不属病态。

本病的病因多由于脾寒、心热、惊吓、食积等引起。脾寒腹痛是导致夜啼的常见病因。常因孕母素体虚寒、恣食生冷,胎禀不足,脾寒内生;或因护理不当,腹部中寒,以致寒邪内侵,凝滞气机,不通则痛,因痛而啼。其次是心热,心火上炎,心神不安而啼哭不止。小儿心气怯弱,若见异常之物,或闻特异声响,常致惊恐,致使心神不宁,神志不安,寐中惊惕,因惊而啼。乳食积滞,胃脘胀痛,夜卧不安,故古人曰:"胃不和则卧不安"。

【临床表现】

1. 脾寒　面色㿠白或青,神怯困倦,四肢不温,或伴腹泻,痛时曲腹,啼哭,喜手按摩其腹,遇温则止。

2. 心热　面红目赤,烦躁不宁,面喜仰卧,恶见灯火,哭声粗壮,手腹较热,便秘,小便短黄。

3. 惊吓　面色乍白乍青,惊惕不安,梦中啼哭,声惨而紧,呈恐惧状,喜抚抱而卧。

4. 食积　厌食吐乳,嗳腐泛酸,腹痛胀满,睡卧不宁。

【推拿治疗】

1. 脾寒

治法:温中散寒,安神宁志。

处方:常例。推五经:补脾经 300 次,清肝经 200 次,补心经 200 次,清心经 100 次,补肾经 150 次。配穴:揉外劳 100 次,按揉小天心 100 次,摩腹、揉中脘、肚脐各 100 次,揉足三里 100 次,捏脊 5~8 遍。按肩井 2~3 次。

方义:常例开窍。推五经重补脾经,配揉外劳、中脘、肚脐、摩腹温中散寒,健脾助运;补肺、肾两经益气温脾;揉足三里,捏脊健脾助运;清肝、心经、小天心安神宁志;按肩井关窍。

2. 心热

治法:清心导赤,安神宁志。

处方:常例。推五经:清脾经 300 次,后补脾经 150 次,清肝经 250 次,清心经 350 次,清肺经 200 次,补肾经 150 次。配穴:清后溪 200 次,水底捞明月、按揉小天心各 100 次。按肩井 2~3 次。

方义：常例开窍。推五经重清心、脾两经以泻心脾伏热，与清肝经、按揉小天心合用以安神宁志；实则泻其子，故清肺经以助清心热；补肾经补阴液以降阳旺之火；按肩井关窍。

3. 惊吓

治法：疏肝宁心，镇惊安神。

处方：常例。推五经：补脾经 150 次，清肝经 250 次，清心经 300 次，补肺经 80 次，补肾经 150 次。配穴：推大肠 80 次，揉外劳宫 50 次，推三关 120 次，推六腑 60 次，揉中脘 100 次，推揉肺俞、按揉小天心各 100 次。按肩井 2~3 次。

方义：常例开窍。推五经重推清心、肝两经疏肝宁心，配精宁、小天心镇静安神；补脾、肺、肾三经，健脾益气补阴，防心火肝风妄动耗阴伤气，以治未病。按肩井关窍。

4. 食积

治法：消食导积，镇惊安神。

处方：常例。推五经：清脾经 300 次，再补脾 150 次，清肝经 250 次，清心经 200 次，补肺经 150 次，补肾经 100 次。配穴：揉按小天心 100 次，清大肠 200 次，揉板门 60 次，捏脊 6~8 遍，揉中脘（消导法）、揉脐、摩腹各 100 次，推下七节 30 次。按肩井 2~3 次。若腹胀积滞除，脾经只补不清，中脘消导法改为调中法，减七节。

方义：常例开窍。重推脾经，清补并用，健脾利湿以消积滞；清肝、心两经疏肝宁心；补肺经、肾经益气补阴以助脾运；揉按小天心以镇惊安神；清大肠、推下七节、捏脊导积滞，泻里热；揉板门、摩腹、揉中脘（消导法）、揉脐以疏调肠胃，消积导滞；按肩井关窍。

【注意事项】

1. 保持室内安静，调节室温，避免患儿受惊。

2. 乳母注意保养,饮食少吃辛辣厚味不易消化之食物。

3. 脾寒夜啼者要保暖。

4. 心热夜啼者勿过暖。

5. 惊恐夜啼者要做到住室安静,可用轻声悠扬的音乐伴睡。

6. 伤乳、伤食者,喂奶必须定时定量。

7. 晚间啼哭原因甚多,去除原因,则啼哭自止。

视频:
刘氏小儿推拿治疗夜啼

第十三节　遗　尿

遗尿亦称"尿床",是指 5 周岁以上的小孩睡中小便自遗,醒后方觉的一种病证。随着小儿经脉渐盛,气血渐充,脏腑渐实,知识渐开,排尿的控制与表达能力逐步完善。若 5 岁以后夜间仍不能自主控制排尿而经常尿床,就是遗尿症。多见于 10 岁以下的儿童。现代研究,通过 X 线影像诊断,发现部分遗尿与隐性脊柱裂有关。

本病的发生主要与肾和膀胱直接有关,多由于肾气不足,下元虚寒,致气化失常;或肺脾气虚,无权约束水道;或因肝经湿热,郁而不解下注膀胱,导致气化功能失常,致使膀胱不约而遗尿。此证以肾气虚型为例,其他加减灵活运用。

【临床表现】

肾气不足型:每在睡中遗尿,一夜可发生 1~2 次或更多,醒后方觉。或兼见食欲不振,神疲乏力,或面色苍白,智力迟钝,腰膝酸软,或性情急躁。舌质淡,脉沉细,指纹淡红或不显。

【推拿治疗】

治法:培元(补脾、肺、肾)固涩为主。

处方:常例。推五经:补脾经 350 次,清肝经 250 次,清心经 200 次,补肺经 300 次,补肾经 400 次。配穴:推大肠 120 次,推后溪 100 次,揉外劳宫 150 次,揉中脘 200 次(补中法),推揉丹田(先揉丹田穴 400 次,再从丹田穴起向上直推至脐 200 次),推揉肺俞。按肩井 2~3 次。

方义:常例开窍。重补肾、脾、肺三经益气培元固涩;清肝经抑木以防伤脾;揉外劳宫、推揉丹田温阳化气以固涩小便;按肩井关窍。

按:每日推 1 次,连推 3~5 次,如病情好转,亦须连推 2~3 次,以巩固疗效。

【注意事项】

1. 耐心教育,鼓励患儿消除怕羞、紧张情绪,建立起战胜疾病的信心。

2. 每日晚饭后注意控制饮水量。

3. 临睡前提醒患儿起床排尿,睡后按时唤醒排尿 1~2 次,从而逐渐养成能自行排尿的习惯。

4. 白天不宜过度游玩,以免疲劳贪睡。

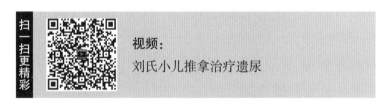

视频:
刘氏小儿推拿治疗遗尿

第十四节　鹅口疮(口疮)

鹅口疮是以口腔、舌上满布白屑为主要临床特征的一种口腔疾病。因其状如鹅口,故称鹅口疮;因其色白如雪片,故又名"雪口"。本病多见于初生儿,以及久病体虚婴幼儿。

本病的病因可由胎热内蕴,口腔不洁,感受秽毒之邪所致。其主要病变在心脾,因舌为心之苗,口为脾之窍,脾脉络于舌,若感受秽毒之邪,循经上炎,则发为口舌白屑之症。现代研究表明,本病系感染白色念珠菌所致。

【临床表现】

1. 心脾积热　口腔满布白屑,周围嫩红较甚,面赤、唇红,或伴发热、烦躁、多啼,口干或渴,大便干结,小便黄赤,舌红,苔薄白,脉滑或指纹青紫。

2. 虚火上浮　口腔内白屑散在,周围红晕不著,形体瘦弱,颧红,手足心热,口干不渴,舌红,苔少,脉细或指纹紫。

【推拿治疗】

1. 心脾积热

治法:清心泻脾。

处方:常例。推五经:清脾经 250 次,再补脾经 100 次,清肝经 200 次,清心经 300 次,补肺经 100 次,补肾经 150 次。配穴:揉外劳 80 次,清大肠 200 次,掐四横纹 150 次,推六腑 90 次,推三关 30 次,推天河水 30 次,推后溪 120 次,推肺俞,按肩井 2~3 次。若兼大便秘结者,加推下七节、摩腹;兼食欲减少、腹胀者,加揉中脘、捏脊。

方义:常例开窍。推五经,调理脏腑,其中清心脾二经为主法,次清肝经助清热之功,又能防止肝旺乘脾土;补脾、肺、肾三经,补阴液而治未病;清大肠、后溪,通利二便以泻火;推六腑、推天河水性凉清实热,用三关以防过凉伤正;按肩井关窍。

2. 虚火上浮

治法:滋阴降火。

处方:常例。推五经:清脾经 200 次,再补脾经 100 次,清心经 150 次,补肺经 150 次,补肾经 350 次。配穴:清后溪 100 次,揉按涌泉 120 次,按肩井 2~3 次。

方义:常例开窍。推五经以补肾经为主法,配揉上马为补肾滋阴之要法;补脾经健脾助运以生津液,先清脾经以除虚热;清肝经、心经清热除烦;补肺经以防肝旺伤肺金;按揉涌泉引火下行;按肩井关窍。

注:口疮可参照鹅口疮辨证施治。

【注意事项】

1. 注意口腔清洁,婴儿奶具要消毒。

2. 避免过烫、过硬或刺激性食物,防止损伤口腔黏膜。

3. 体质虚弱的小儿应注意营养及护理。

4. 注意观察口腔黏膜白屑变化,如发现患儿吞咽或呼吸困难,应立即处理。

扫一扫更精彩

视频:
刘氏小儿推拿治疗鹅口疮(口疮)

第十五节 惊 风

惊风是以意识不清和抽搐为主要特征的一种症候,其发病原因复杂,很多疾病都可引起本症,临床上有急惊风和慢惊风之分。西医学称惊风为小儿惊厥。它往往发生于许多疾病的过程中。一般说来,急惊风指高热惊厥、急性中毒性脑病、各种颅内感染等引起的抽风;慢惊风则为代谢疾病与水电解质紊乱,颅脑发育不全与损伤、出血、缺氧,以及各种脑炎、脑膜炎、中毒性脑病恢复期出现的惊厥等。

(一) 急惊风

急惊风以颈项强直,四肢抽搐,甚则角弓反张,或伴意识不清甚至昏迷为主要临床症状。其症状来势迅猛,是为小儿临床上一种急症,其中以高热所致惊厥预后较好,其他原因所致抽搐非单独推拿疗法所能治疗,预后较差。

本病以外感时邪,内蕴痰热为其主要发病因素,其中尤以热邪为主。小儿脏腑娇嫩,形气未充,感邪之后易从热化火,热极生风,内陷厥阴,引动肝风;化热化火,逆传心包,火极动风。小儿元气未充,神气怯弱,若猝见异物,乍闻异声,或不慎跌仆,暴受惊恐,心失守舍,惊惕不安。其病变主要累及心、肝两脏。肝主风,心主火,肝风心火相互交争发为急惊风,故急惊风与心、肝两脏有密切关系。

【推拿治疗】

治法:开窍止搐治其标,平肝清心治其本。

处方:

1. 治标　掐小天心、人中、老龙,拿肩井、昆仑、大敦、委中、承山、仆参等穴部。如严重抽搐昏迷不醒者,可采用"五炷灯火"(穴取百会、双侧内劳宫、双侧涌泉)或"十五炷灯火"(百会、印堂、人中、承浆、合谷 2、仆参 2、脐中、脐轮 6)。

2. 治本　常例。推五经:清脾经 300 次,后补脾经 150 次,清肝经 450 次,清心经 400 次,清肺经 350 次,补肾经 300 次。配穴:推大肠 120 次,清后溪 150 次,推六腑 200 次,推三关 50 次,揉外劳 120 次,揉按涌泉 120 次,水底捞月、推天河水各 150 次,推肺俞至发红,按肩井 2~3 次。

方义:掐小天心、中冲、老龙、肩井、昆仑、大敦、委中、承山、仆参等穴部制止抽搐以治其标。常例开窍,重推清肝经、心经以平肝息风;清肺经、脾经以清热化痰湿;补肾经以滋阴。推大肠、清后溪、推六腑通利二便以清热;水底捞明月、推天河水清热;揉膻中、推肺俞至发红以宣肺豁痰化痰。

（二）慢惊风

慢惊风发病缓慢,发作时嘴角或肢体缓缓抽动,面青神昏,形体瘦弱,周身冷热阵作,额上青筋暴露,目作窜视,时作时止,如结核性脑膜炎。

慢惊风多由久病不愈,小儿体质多羸弱,素有脾胃虚弱或脾肾阳虚,而致脾虚肝亢或虚极生风。或因急惊风误治、失治后驱邪未尽,而致肝肾阴虚,虚风内动所造成的一种时发时止的抽搐。病位在肝、脾、肾,性质以虚为主,也可见虚中夹实证。

【推拿治疗】

治法:培本固元,柔肝息风,疏通经络。

处方:

1. 治标　开窍止搐(同急惊风)。

2. 治本　常例。推五经:补脾经 300 次,补肝经 200 次,再清肝 100 次,补心经 120 次,再清心经 60 次,清肺经 160 次,再补肺经 80 次,补肾经 200 次。配穴:揉外劳 80 次,推三关 150 次,推六腑 50 次,揉中脘 100 次(补中法),推脊 50 次,捏脊 5~8 遍,按肩井 2~3 次。

方义:常例开窍,五经重在调理脏腑。补脾、肾、肺以固本培元;补肝旨在柔肝息风,清肝防补肝太过,扰动肝风;补心宁神,清心防补心太过,煽动心火。揉外劳、推三关以温阳祛寒,推六腑与三关反佐。揉中脘、捏脊以健脾补中。

【注意事项】

1. 抽搐发作时,切勿强行牵拉,以防伤及筋骨;并保持呼吸道通畅。痰涎壅盛者,随时吸痰,同时注意给氧。

2. 抽搐时要禁食;搐止后以流质素食为主,不会吞咽者,给予鼻饲;病情好转后,给予高营养、易消化食物。

3. 积极治疗原发病,尤其要防止急惊风反复发作。

4. 加强体育锻炼,增强体质,提高抗病能力。

视频:
刘氏小儿推拿治疗惊风

第十六节　脑　瘫

脑性瘫痪,简称脑瘫,是自受孕开始至婴儿期非进行性脑损伤和发育缺陷所导致的综合征,主要表现为运动障碍及姿势异常。我国脑瘫发病率约为 0.2%~0.28%,小儿脑性瘫痪并发智力障碍的发病率为 60%~75%,脑瘫患者出现智力障碍后,其生活自理能力、社会适应能力将大大降低。脑瘫的病因多分先天之因与后天之因,胎儿期先天禀赋不足或新生儿期后天失养均可导致脑瘫的发病。中医对于脑瘫的病机认识多为肝肾亏虚、心脾两虚、痰瘀阻络等所致。

本病的病因主要是由于小儿先天不足及后天失养,脾肾亏虚,肢体及脑失于濡养,故见五迟、五软、智力障碍等;脾虚肝旺,肾虚水不涵木,或者外感温热毒邪,肝脏易于亢进,故见肢体抽搐、挛缩僵硬等;病程较久,脏腑亏虚,痰瘀互结,阻滞于肢体经络,导致病情虚实夹杂,迁延难愈。

【临床表现】

1. 肝肾亏虚型　运动发育落后,语迟,关节活动不利,伴筋脉拘急,易惊,智力低下,肢体瘫痪,瘦弱不用,手足心热,潮热盗汗,舌淡红,苔白,脉微细,指纹淡。

2. 心脾两虚型　运动发育落后,语迟,智力低下,发稀萎黄,四肢萎软,肌肉松弛,面色苍白无华,喜流涎,舌淡胖,苔少,脉细弱,指纹淡。

3. 痰瘀阻滞型　运动发育落后,失聪,语迟,智力低下,关节强硬,屈伸不利,喉间痰鸣,时作癫痫,饥不欲食,面色不泽、晦暗无华,面部、口唇、眼周及肢端晦暗或发青,舌质紫暗或舌体胖,苔腻,脉沉涩或滑,指纹暗滞。

【推拿治疗】

1. 肝肾亏虚型

治法:补益肝肾。

处方:常例。推五经:补脾经 200 次,清肝经 50 次,清心经 100 次,补肺经 100 次,补肾经 400 次。配穴:推揉肝俞、肾俞、关元 100 次,搓擦涌泉 100 次,捏脊 10 次,按肩井 2~3 次。

方义:常例开窍。推五经调理脏腑,以补肾、肝为主,肝不宜直接补,以补肾代之,推揉肝俞、肾俞、关元,搓擦涌泉以调理肝肾,推脊以补益脾脏,调理五脏。按肩井关窍,又能宣通气血。

2. 心脾两虚型

治法:补益心脾。

处方:常例。推五经:补脾经 400 次,清肝经 150 次,补心经 100 次,补后加清心经 50 次,补肺经 150 次,补肾经 200 次。配穴:推三关 90 次,推六腑 30 次,推揉脾俞、心俞 100 次,按肩井 2~3 次。

方义:常例开窍。补脾经、补心经同时配合推揉脾俞、心俞,以重补脾经、心经;因心经宜清不宜补,故补后加清,清肝经以防肝木克脾土;推三关以温养气血,配推六腑以防温燥太过;按肩井关窍。

3. 痰瘀阻滞型

治法:化痰通络。

处方:常例。推五经:补脾经 300 次,清肝经 150 次,补肺经 250 次,补肾经 300 次。配穴:揉精灵 5 次,揉板门 100 次,运外八卦 50 次,揉按足三里 60 次,揉中脘 90 次,捏脊 10 遍;按肩井 2~3 次。若兼咳嗽、痰鸣气急者加推揉膻中,推揉肺俞发红;兼见脘腹胀满、不思乳食、嗳酸呕吐者,加揉中脘、板门,摩腹,掐揉四横纹,推天柱;兼见烦躁不安、睡卧不安、惊惕不安者加掐揉小天心、内劳宫。

方义:常例开窍。推五经以调理脏腑,其中重补脾经、肾经;揉精灵镇静安神,配伍揉板门、运外八卦以行气化痰;揉按足三里、中脘、捏脊以补益后天,调理脾胃,祛湿化痰;按肩井关窍。

附:

1. 舒筋活络推拿　上肢:用拿揉法和滚法施术于上臂及前臂,然后点揉肩髃、肩髎、肩贞、曲池、手三里、内关及合谷等穴位,最后搓捻、拔伸手指。有肌肉痉挛或关节强直者,可牵拉肩关节及屈伸肘关节。背腰部:捏脊 3~4 遍。下肢:用拿揉法或滚法施术于大腿前后侧及小腿后侧。点按环跳、秩边、承扶、殷门、委中、昆仑、太溪等穴。对于"剪刀步态""马蹄足"等关节畸形者,配合做"分髋""屈髋屈膝""压足弓"等被动运动以松解关节强直及肌肉痉挛。

2. 智力障碍推拿　掐揉百会 100 次、四神聪 100 次、印堂 100 次,掐精灵 5 次,掐老龙 5 次。

【注意事项】

1. 脑瘫患儿均要配合舒筋活络推拿,有智力障碍者要进行智力障碍推拿。

2. 脑瘫患儿体质偏虚,要注意避风寒,防止外感。

3. 饮食宜清淡、富有营养,不宜进食难以消化的食物。

4. 癫痫频繁发作者要配合其他中西医疗法进行治疗。

5. 脑瘫属于难治性疾病,贵在坚持及中西医结合系统治疗。

注:部分穴位非刘氏小儿推拿常用穴,选自十四经经穴。

扫一扫更精彩

视频:

刘氏小儿推拿治疗脑瘫

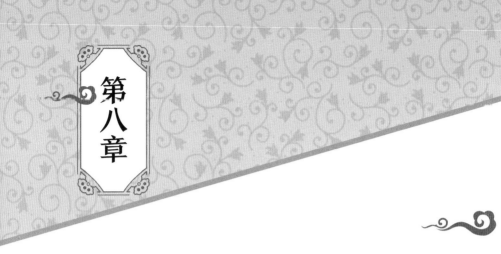

小儿保健推拿

小儿保健推拿是在小儿无病的情况下，根据小儿的生理特点，以提高小儿体质、增强机体免疫力为目的的一种小儿推拿方法。它作为一种绿色医疗，对小儿的保育和疾病的防治将会发挥越来越重要的作用。

中医学认为，小儿处于生长发育时期，其机体脏腑的形态尚未成熟、各种生理功能尚未健全。小儿的脏腑娇嫩，其中又以肺、脾、肾三脏不足更为突出，表现出"肺脏娇嫩""脾常不足""肾常虚"。小儿之体为"稚阴稚阳"，脏腑柔弱，御邪能力较弱，对病邪侵袭、药物攻伐的抵抗和耐受能力都较低。同时，小儿又为"纯阳"之体，生机蓬勃，发育迅速，代谢快，生长快；小儿宿疾较少，病因相对单纯，对各种治疗反应灵敏。正如张景岳在《景岳全书·小儿则》中所说："小儿之病……其脏气清灵，随拨随应，但能确得其本而撮取之，则一药可愈，非若男妇损伤、积痼痴顽者之比。"刘氏小儿保健推拿正是顺应这种趋势，辨证取穴，通过特有的手法和操

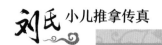

作,调整机体气血阴阳平衡,以改善小儿的脏腑功能,以达到增强体质、预防疾病的目的。

第一节　补肾益智法

【概述】　肾气的生发是推动小儿生长发育、脏腑功能成熟完善的根本动力。小儿"肾常虚",是针对小儿"气血未充,肾气未固"而言。肾藏精,主水主骨,为先天之本。小儿肾常虚,它直接关系到小儿骨、脑、发、耳、齿的功能及形态,关系到生长发育和性功能成熟,尤其是大脑的发育;肾精不足,髓海不充则脑失精明而不聪。因此,小儿智商的高低,与先天肾精是否充盛具有密切的关系。所以,提高小儿智力,促进脑的生长发育,需补肾填精,健脑益智。此法主要适用于先天禀赋不足,素体虚弱,肾气不足的小儿;并对小儿的五迟、五软、五硬等脑瘫疾病有一定的辅助治疗作用。

【操作程序】

1. 开窍　开天门 24 次,推坎宫 24 次,推太阳 24 次,按揉总筋 24 次,分推手阴阳 24 次。

2. 推五经　主补肾 200 次,次补肺 150 次,略补脾 100 次。

3. 揉二马　用拇指指腹揉二马,揉按结合 100 次。

4. 揉百会　用拇指指腹按揉百会穴,揉按结合 100 次。

5. 揉丹田　用中指指腹做顺时针方向揉按丹田穴,揉中加按2 分钟。

6. 摩关元　用掌或四指指腹置于关元穴,做顺时针方向运摩3 分钟。

7. 搓擦涌泉　把手掌搓热,分别搓擦涌泉穴至发热为度。

8. 揉肾俞　用拇指指腹揉肾俞,揉按结合 100 次。

9. 捏脊　用食、中指与拇指对捏脊柱两侧皮肤,由肾俞处,从下往上翻捏至肺俞间 3~5 遍。

10. 关窍　拿肩井 3~5 次,结束操作。

视频:
小儿保健推拿——补肾益智法

第二节　健脾益胃法

【概述】　小儿之体处于快速的生长发育阶段,脾为后天之本,气血生化之源,需为小儿迅速生长提供物质基础。小儿"脾常不足",是指其脾胃之体成而未全、脾胃之气全而未壮,表现为运化能力弱;小儿脾胃的功能状态与小儿快速生长发育的需求常常不相适应,小儿脾胃运化水谷精微的负荷相对较大,易出现脾胃功能失调。因此,脾的功能不足,就难以濡养全身,进而影响肺、肾等其他脏腑功能,影响小儿正常生长与发育,故脾胃的正常运转是小儿健康成长的基本保证。所以,采用健脾益胃,调理气血的方法,促进小儿消化吸收功能,增强食欲,从而能促进小儿生长发育,增强抵御疾病的能力。此法主要适用于脾气亏虚,脾虚健运失调的小儿;并对早产、难产、低体重儿,脾胃素体不足及久病迁延不愈,造成脾胃虚弱等患儿体质有一定的改善作用。

【操作程序】

1. 开窍　开天门 24 次,推坎宫 24 次,推太阳 24 次,按揉总筋 24 次,分推手阴阳 24 次。

2. 推五经　主补脾 200 次,兼补心 150 次,补后要加清 50 次;

更补肺 100 次, 稍清肝 50 次。

3. 揉板门　用拇指指腹按揉板门穴, 揉按结合 100 次。

4. 揉中脘　用拇指或中指做逆时针方向揉中脘穴, 揉中加按 2 分钟。

5. 摩腹　用掌或四指指腹置于腹部, 做顺时针方向运摩 3 分钟。

6. 揉脐　用中指指腹做顺时针方向揉转脐部, 揉中加按 2 分钟。

7. 揉足三里　用拇指或中指指腹按揉足三里 100 次。

8. 揉脾俞、胃俞　用拇指指腹按揉脾俞、胃俞, 揉按结合各 100 次。

9. 捏脊　用食、中指与拇指对捏脊柱两侧皮肤, 由肾俞处, 从下往上翻捏至肺俞间 3~5 遍。

10. 关窍　拿肩井 3~5 次, 结束操作。

视频:
小儿保健推拿——健脾益胃法

第三节　宣肺固表法

【概述】　小儿之体脏腑娇嫩, 皮薄肉弱, 腠理不密, 卫外不固, 其抵御外邪能力差。肺为清虚之体, 不耐寒热, 易于受邪, 形成了"肺脏尤娇"的生理特点。肺"主气、司呼吸", 调节着气的升降出入运动, 从而保证了人体新陈代谢的正常运动。肺居于胸中, 开窍于鼻, 外合皮毛, 无论外邪从口鼻吸入, 还是由皮毛侵袭人体, 均会影响肺的功能。小儿肺脏娇嫩, 表现为呼吸不匀、息数较促,易发感冒等。所以,增强肺脏功能,提高对外邪的抵抗能力,预防外感疾病,需宣肺益气,固护卫表。此法主要适用于肺气不足,卫表不固的小儿;并对预防小儿感冒有一定的作用。

【操作程序】

1. 开窍　开天门 24 次,推坎宫 24 次,推太阳 24 次,按揉总筋 24 次,分推手阴阳 24 次。

2. 推五经　主补肺 150 次,次补脾 100 次,再补肾 100 次,稍清心 50 次。

3. 揉耳后高骨　用双侧拇指指腹或中指指腹同时揉耳后高骨,揉按结合 50 次。

4. 擦迎香　用双手中指指腹分别置于鼻旁迎香穴,沿鼻唇沟上、下快速推擦 20~30 次,以局部有温热感为度。

5. 推胸法　此操作由四部分组成,分别为按揉膻中、分推膻中、直推膻中、按压肋间。用拇指或中指指腹按在膻中穴上揉转 50~100 次,称按揉膻中;继用两手中指指腹,从膻中穴同时向左右分推至两乳头 30~50 次,称分推膻中;继用食指、中指、无名指并拢,以三指指腹从小儿胸骨上窝向下直推至胸骨下角 30~50 次,称直推膻中;接着用食、中指分开,以两指腹按压小儿一至五肋间的前正中线与锁骨中线之间的部位 3~5 遍,称按压肋间。

6. 揉创新　用拇指指腹按揉创新,揉按结合 100 次。

7. 推背法　此操作分三部分,分别是揉肺俞、推"介"字、盐擦"八"字。向外下方斜推至两肩胛骨下角 50~100 次,推呈"八"字形;继而从肺俞直向下推至膈俞 50~100 次,推呈"Ⅱ"形,称推"介"字。用中指指腹蘸盐粉或姜汁,沿肩胛骨内缘从上向下斜擦过肺俞,以皮肤发红为度,称盐擦"八"字。

8. 关窍　拿肩井 3~5 次,结束操作。

视频：

小儿保健推拿——宣肺固表法

第四节　宁心安神法

【概述】　心主血脉、主神明,主管精神意识思维活动的功能;精神调摄在中医保健中极为重要。小儿心气未充、心神怯弱未定,神经系统发育未全,对外界刺激反应性强,适应能力差,表现为易受惊吓,思维及行为的约束能力较差。即便是健康小儿,在睡眠中或游戏时,惊触异物,突闻异声,则易受惊恐,甚至惊厥,因此小儿的精神调摄极为重要。所以,改善小儿睡眠,促进小儿心神发育,使之少受外界环境变化的影响,需养心安神,宁心定志。此法主要适用于心气有余,易受惊吓的小儿;并对小儿夜啼及烦躁有一定的改善作用。

【操作程序】

1. 开窍　开天门 24 次,推坎宫 24 次,推太阳 24 次,按揉总筋 24 次,分推手阴阳 24 次。

2. 推五经　主清心 200 次,次清肝 150 次,再清肺 100 次,稍清脾 50 次,略补肾 50 次。

3. 捣小天心　用中指端捣小天心 50 次,并揉按小天心 50 次。

4. 揉内劳　用拇指指腹揉内劳,揉按结合各 150 次。

5. 揉心俞　用拇指指腹揉心俞,揉按结合各 100 次。

6. 推脊　用食、中指指腹沿脊柱正中,从大椎推至骶椎 20~30 次。

7. 捏脊　用食、中指与拇指对捏脊柱两侧皮肤,由肾俞处,从下往上翻捏至肺俞间 3~5 遍。

8. 关窍　拿肩井 3~5 次,结束操作。

视频:
小儿保健推拿——宁心安神法

第五节　强身健体法

【概述】　以保健推拿作为小儿日常护理手段,根据小儿五脏"脾常不足、肾常虚、肺脏尤娇、心肝有余"的生理特点,以"强健"为目的的常规保健方法,为强身健体法。该法旨在增强小儿脏腑功能,促进小儿生长发育,提高小儿抗病能力,操作简便,便于推广。此法主要适用于 3 岁以内先天禀赋良好,正常体质的小儿。

【操作程序】

1. 开窍　开天门 24 次,推坎宫 24 次,推太阳 24 次,按揉总筋 24 次,分推手阴阳 24 次。

2. 推五经　主补脾 200 次,次补肾 150 次,略补肺 100 次,稍清心 50 次,再清肝 50 次。

3. 摩腹　用掌或四指指腹置于腹部,做顺时针方向运摩 3 分钟。

4. 揉脐　用中指指腹在脐部,做顺时针方向揉转,揉中加按 2 分钟。

5. 揉足三里　用拇指或中指指腹按揉足三里 100 次。

6. 揉按背俞穴　用拇指或中指指腹分别置于两侧背俞穴上(肺俞、心俞、肝俞、脾俞、肾俞),右顺时针,左逆时针揉转,揉按结合,每穴 50 次。

7. 捏脊　用食、中指与拇指对捏脊柱两侧皮肤,由肾俞处,从下往上翻捏至肺俞间 8~10 遍。

8. 关窍　拿肩井 3~5 次,结束操作。

注:部分穴位非刘氏小儿推拿常用穴,选自十四经经穴。

视频:

小儿保健推拿——强身健体法

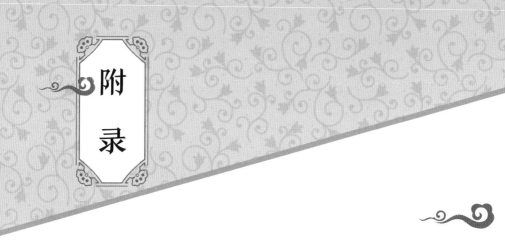

小儿推拿歌诀

一、调护歌

养子须调护，看承莫纵驰，乳多终损胃，食壅即伤脾，
衾厚非为益，衣单正所宜，无风频见日，寒暑顺天时。

《小儿推拿广意》

二、保婴赋

人禀天地，全而最灵，原无大礼，善养则存。
始生为幼，三四为小，七龆八龀，九童十稚。
惊痫疳癖，伤食中寒，汤剂为难，推拿较易。
以其手足，联络脏腑，内应外通，察识详备。
男左女右，为主看之，先辨形色，次观虚实。
认足标本，手法祛之，寒热温凉，取效指导。

四十余穴,认穴欲确,百治百灵,万不失一。

《幼科推拿秘书》

三、保生歌

欲得小儿安,常带饥与寒;肉多必滞气,生冷定成疳。
胎前防辛热,乳后忌风参,保养常如法,灾病自无干。

《幼科推拿秘书》

四、小儿无患歌

孩童常体貌,情志自殊然,鼻内无干涕,喉中绝没涎。
头如青黛染,唇似点朱鲜,脸若花映竹,颊绽水浮莲。
喜引方才笑,非时手来掀,纵哭无多哭,虽眠未久眠。
意同波浪静,性若镜中天,此候俱安吉,何愁疾病缠。

《小儿推拿广意》

五、面部五位歌

面上之疾额为心,鼻为脾土是其真,
左腮为肝右为肺,承浆属肾居下唇。

《按摩经》

六、认色歌

眼内赤者心实热,淡红色者虚之说。
青者肝热他次虚,黄者脾热无他说。
目无精光肾虚诀。
儿子人中青,多因果子生,色若人中紫,果食积为痞。
人中现黄色,宿乳蓄胃成,龙角青筋起,皆因四足惊。
若然虎角黑,水扑是其形,赤色中堂上,其惊必是人。

眉间赤黑紫,急救莫沉吟,红赤眉毛下,分明死不生。

《按摩经》

七、五色主病歌诀

面黄多食积,青色是惊风,白色多成痫。
伤风面色红,渴来唇带赤,热甚眼朦胧,
痢疾眉必皱,不皱是伤风。

《小儿推拿讲义》

八、看眼色主病歌诀

白睛青色属肝风,眼红面赤心火攻,
眼睑肿胀脾胃湿,瞳孔散大病势凶。
睡时露睛脾虚候,合眼昏迷内热烘。
目若斜视将抽搐,至发直视心火雄。

《小儿推拿讲义》

九、察"五指"审候歌诀

五指梢头冷,惊来神不安,若只中指热,
必定是伤寒,中指独自冷,痘麻证相传。
五指详审遍,医者仔细观。

《小儿推拿讲义》

十、手食指三关指纹审察病势及主病歌诀

1. 初起风关病未殃,气关纹现急需防。
   乍临命关诚危急,射甲通关多不详。

2. 虎口有三关,熟识记心间,紫热红伤寒,
   青惊白(浅红)是疳,黑纹即中恶(毒),

黄因(淡红)困脾端,蓝心红边"嗽","痢"红心蓝边。

《小儿推拿讲义》

十一、诊脉歌

小儿有病须凭脉,一指三关定其息,
浮洪风盛数多惊,虚浮沉迟实有积。
小儿一岁至三岁,呼吸须将八至看,
九至不安十至困,短长大小肯邪干。
小儿脉紧是风痫,沉脉须至所化难,
腹痛紧弦牢实秘,沉而数者骨中寒。
小儿脉大多风热,沉重原因乳食结,
弦长多是胆肝风,紧数惊风四指掣。
浮洪胃口似火烧,浮紧腹中痛不竭,
虚漂有气更兼惊,脉乱多痢大便血。
前大后小童脉顺,前小后大必气咽,
四至洪来若烦满,沉细腹中痛切切。
滑主露湿冷所伤,弦长客忤分明说,
五至夜深浮大昼,六至夜细浮昼到,
息数中和八九至,此是仙人留妙诀。

《按摩经》

按:《小儿推拿方脉活婴秘旨全书》称为:"扣脉诀歌"。

十二、发汗歌诀

要想发汗如何得,须在三关用手诀,
一掐心经二劳宫,热汗立至何须说,
不然重掐二扇门,汗如淋雨不休歇。

十三、肩井穴作用歌

肩井穴是大关津,按此气血可通行,
各处推完将此按,不愁血气不周身。

十四、止泻要穴作用歌诀

大肠侧推到虎口,止泻止痢断根源,
不从指面斜推入,任教骨碎与皮穿,
揉脐还要揉龟尾,更兼揉及到涌泉。

十五、外劳宫推治歌诀

肚痛头疼痛势凶,揉动外劳即见松,
胃肠湿热与风寒,外劳揉治见奇功。

十六、制止惊风抽搐灸歌诀

1. 推拿镇惊治病轻,重时药物亦不灵,
   镇惊须用元宵火,非火何能镇得惊。
2. 惊风昏迷抽不休,急行五炷还阳灸,
   百会劳宫涌泉穴,隔姜灸治即止抽。

十七、脐风灯火灸歌诀

三朝七日眼边黄,定时脐风肝受伤,
急将灯火十三点,乃是医此第一方。

十八、专穴专治及手法操作歌诀

1. 若问治疗咳嗽诀,手推肺经是法则,
   补脾清心兼补肾,加揉肺俞及止咳。

2. 饮食不进厌食症,推动脾土就吃得,
　 饮食减退人消瘦,旋推补脾何须说。

3. 若凡遍身不去热,外劳宫上多揉些,
　 不论大热与小炎,更有水底捞明月。

4. 阳池穴揉止头痛,一窝风揉肚痛歇,
　 威灵总治诸暴卒,精灵穴治气逆呃。

5. 男女眼若往上翻,重掐小天心一穴,
　 二人上马补肾水,定风止抽在顷刻。

6. 小孩六腑三关推,上热退下冷如铁,
　 寒者温之热者清,虚者补之热者泻。

7. 六腑专治脏腑热,遍身潮热大便结,
　 神志昏迷总可推,去病浑如汤泼雪。

8. 小孩若是受惊吓,多揉五指指关节,
　 前人留下治儿诀,学习推拿需详阅。

十九、三关六腑禁忌歌诀

1. 禁用三关手法,足热二便难通。
　 渴甚腮赤眼朱红,脉数气喘舌弄。

2. 禁用六腑手法,泻皖青面白容,
　 脉微呕吐腹膨空,足冷眼青休用。

《小儿推拿讲义》

二十、用汤时宜秘旨歌

春夏汤宜薄荷,秋冬又用木香,咳嗽痰吼加木香,
麝尤通窍为良;加油少许皮润,四六分做留余,
试病加减不难知,如此见功尤易,四季俱用葱姜煎汤,

加以油麝少许推之。

《幼科推拿秘书》

二十一、推拿代药赋

前人忽略推拿,卓溪今来一赋,寒热温平药之四性,推拿揉掐性欲药用,用推即是药,不明何可乱推。推上三关,代却麻黄肉桂。退下六腑,替来滑石羚羊,水底捞明月,便是黄连犀角,天河引水,同芩柏连翘。

大指脾面旋推,味同人参、白术,泻之则为灶土、石膏。

大肠侧推虎口,何殊附子、炮姜,反之为大黄、枳实。

涌泉右转不揉,朴硝何异;一推一揉右转,参术无差;食指为肺,功并桑皮、桔梗。旋推止咳,效争五味、冬花。

精威拿紧,岂羡牛黄、贝母。

肺俞①重揉,慢夸半夏②、南星。

黄蜂入洞,超出防风,羌活。

捧耳摇头,远过生地、木香。

五指节上轮揉,乃祛风之苍术。

足拿大敦鞋带,实定掣之钩藤。

后溪推上,不减猪苓③、泽泻。

小指补肾,焉差④杜仲、地黄。

涌泉左揉,类夫砂仁,藿香⑤。

重揉手背,同乎白芍、川芎。

脐风灯火十三,恩将再造。定惊元宵十五,不啻仙丹。

病知表里虚实,推拿重症能生,不谙推拿揉掐,乱用须添一死。

代药五十八言,自古无人道及,虽无格致之功,却亦透宗之赋。

《幼科铁镜》

【按】:文中"食指为肺……"之意,当为"名指为肺"。

注：①原文中为"肺愈"，今改正。②原文中为"半下"，今改正。③原文中为"朱苓"，今改正。④原文中为"马"字，今改正。⑤原文中为"霍筑"，今改正。

二十二、推拿代药骈言

推拿纯凭手法，施治须察病情。宜按宜摩，寓有寒热温平之妙。或揉或运，同一攻补汗下之功。推上三关，温能发表。退下六腑，凉为除烦。推五经则补泻兼，施运八卦，则水火既济，开气机以防气闭。丹凤摇头，止寒嗽而涤寒痰。黄蜂入洞，术施神阙，宛然导滞温脾。水取天河，不亚清心凉膈。往来寒热，分阴阳则汤代柴胡。运脾土则功逾术附。飞经走气，重在流通。按弦搓摩，何愁结滞。主持温性，传双凤展翅之神。驱逐寒邪，作二龙戏珠之势。急惊者，肝风暴动，掐揉合谷，自无痰壅气促之虞。慢惊者，脾土延虚，推运昆仑，致免肢冷腹疼之苦。虽牙关紧闭，推横纹便气血宣通。纵人事昏沉，掐指节而精神活泼。宜左宜右，能重能轻，举手之劳，可回春于顷刻。得心之处，调气息于临时，与其用药有偏，或益此而损彼，何如按经施术，俾兼顾而并筹，即无虑肌肉筋骨之伤，便可免针灸刀圭之险。可以平厥逆，定抽搐，原凭手上功夫。非惟止吐，醒昏迷，不费囊中药石。运土入水，而泄泻止，运水入土，而痢疾瘳。一掐一揉，自成妙诀。百发百中，尤胜仙丹。莫谓不抵千金，视为小道。果尔能参三昧，定是知音。

《推拿捷径》

二十三、面部推拿次第歌

第一先推是坎宫，次推攒竹法相同。
太阳穴与耳背骨，三四全凭运动工。

还有飞推非运法，掐来以爪代针锋。
承浆为五颊车六，聪会太阳七八逢。
九至眉心均一掐，循循第十到人中。
再将两耳提三下，此是推拿不易功。

《推拿捷径》

二十四、推拿头面各穴歌

百会由来在顶巅，一身有此穴该全，
掐时记取三十六，寒热风寒一律捐。
轻轻两手托儿头，向里摇来廿四休，
顺气通关风热退，急惊用此不难瘳。
太阳发汗意淋淋，欲止须揉在太阳，
惟有女儿偏反是，太阴发汗太阳停。
穴自天堂与印堂，循循逐掐至承浆，
周身血脉皆流动，百病能疗法最良。
风门不是为疗风，穴在耳前缺陷中，
跪按全凭大指骨，黄蜂入洞气旋通。
耳背骨兮原属肾，推来水足自神清，
任凭抽搐惊风急，顷刻痰消厥逆平。
口眼歪斜左右边，都缘木东趁风牵，
若还口眼专偏左，一样撋将耳坠旋。
牙关穴在两牙腮，耳下方逢莫漫猜，
指用大中相对按，牙关紧闭即时开。

《推拿捷径》

二十五、手臂各部推拿次第歌

虎口三关为第一，次推五指至其巅，

掌心手背如何运，八卦须分内外旋，
分到阴阳轻与重，三关六腑别寒暄，
十施手法因称大，肘肘旋摇各法至。

《推拿捷径》

二十六、推拿指掌肢体各穴歌

推到五经五指尖，开通脏腑便安然，
运时左右分明记，补泻凭君妙转旋。
五指尖头即十王，穴从指甲侧边量，
小儿身热如何退，逐掐尤逾服药凉。
掐指尖头救急惊，老龙穴是在无名，
女原尚右男须左，掐要无声切莫鸣。
端正当寻中指端，须从两侧细盘桓，
掐从左侧能停泻，左侧当如定吐丸。
四指中间四横纹，认明二节莫淆纷，
气和上下清烦热，一掐尤能止腹疼。
小儿水泻有何虞，肚痛澎澎是土虚，
重掐大肠经一节，侧推虎口用工夫。
肝经有病目难开，宜把婴儿大指推，
大指端为脾土穴，宜清宜补费心裁。
脾经有病若忘餐，脾土推来病即安，
神识昏迷人瘦弱，屈儿大指再推看。
肺经欲绝哭无声，因感风寒咳嗽成，
鼻塞不通痰上壅，无名指上细推寻。
肾经有病溺全无，小指推来自不虞，
脏腑一清除积热，畅行小便在须臾。
大便如何久不通，只因六腑热重重，

须将肾水揉根节，小横纹间用手功。
胃经有病食难消，吐乳吞酸不易疗，
脾土大肠推得速，小儿胸腹自通调。
胆经有病口多苦，左右频频扭便知，
此腑与肝相表里，宜推脾土莫迟迟。
小肠有病溺多红，心火炎炎热下攻，
若把门板推过后，横纹推去气疏通。
板门专治气相攻，喘促能平快若风，
大指认明鱼际上，揉时胀痛总消融。
大肠有病久调和，饮食难消泄泻多，
记取大中拈食指，用心运作与推摩。
分别三关风气命，风寅气卯命为辰，
任凭食指分三节，推去能疗内外因。
掌心即是内劳宫，发汗揉之即见功，
惟虑过揉心火盛，除需发汗莫轻从。
凉水如珠滴内劳，手扬七下火全消，
此名水底捞明月，大势能平与大潮。
八卦原来分内外，掌心掌背须辨清，
三回九转除胸满，起自乾宫至兑停。
命门有病本元亏，调理阴阳八卦推，
九转功成水火济，推临乾位病无危。
握拳四指后纹缝，此穴名之曰后溪，
小便不通清泻妙，肾经虚弱补为宜。
掌根穴是小天心，一掐偏能活众经，
百病何愁无法治，管教顷刻即更生。
眼翻宜掐小天心，望上须知下掐平，
若是双眸低看地，天心上掐即回睛。

掌后留心辨总经，掐之身热立时清，
若能掐过天河水，活息风清抽搐平。
认得总经在掌根，横纹之后穴斯存，
合将手背时时按，暴卒惊风亡返魂。
阴阳分作两地看，人事昏沉二便难，
任尔腹疼红白痢，分来有法即平安。
骨交原因两骨交，穴探掌后记须牢，
大中两指相交接，急慢惊风总易疗。
三焦有病多寒热，一气流行竟不行，
悟到水多能制火，天河六腑共经营。
心经有热半癫痴，水取天河切莫迟，
补法必须疗上膈，三关离火共推之。
六腑推来性主凉，婴儿发热势猖狂，
曲池推至总经止，利便清心法最良。
二扇门兮两穴同，务居中指两边空，
掐来复以揉相继，左右歪斜即定风。
二人上马从何觅，小指无名骨界间，
性气沉和能补肾，神清气爽保元还。
小儿脏腑有寒风，治法如何速见功，
揉外劳宫将指屈，黄蜂入洞妙无穷。
眉头频蹙哭声洪，知是头疼腹痛凶，
疼痛医家何法止，轻柔百遍外劳宫。
甘载原从掌后揉，相离合谷才零三，
捏时立救危亡疾，鬼祟能除若指南。
穴寻掌背有精宁，一掐能教喘逆平，
任尔多痰和痞积，再加揉法病除清。
一厥而亡是急惊，苏醒有法掐威灵，

化痰开窍犹余事，先辨无声与有声。
穴名唤着一窝风，掌背于根尽处逢，
先掐后揉相继续，即能开窍复祛风。
穴曰阳池臂上逢，寻来却后一窝风，
眼翻白色头疼痛，掐散风寒二便通。
间使穴原分内外，阳池以后外居之，
掐来专主温和性，吐泻转筋治莫迟。
伤寒推法上三关，脏热专推六腑间，
六腑推三关应一，三关推十腑推三。
男左三关推发汗，退回六腑便为寒，
女推六腑前为冷，后推三关作热看。
月斗肘先将运法施，纯凭左手右相持，
频摇儿指能消痞，摆尾苍龙意在斯。
小儿肩井大关津，按此能教气血行，
各处推完将此按，任他呕吐立时停。
胁分左右掌心摩，往复胸旁若织梭，
须记数符八十一，何愁食滞与痰多。
奶旁即是乳头旁，呕逆痰多气上呛，
大指按来分左右，宜轻宜重别温凉。
神阙分明是肚脐，掌心轻按软如泥，
专疗便结腹疼痛，左右推揉各法齐'
小儿脐下有丹田，气壮声洪百病捐，
若是澎澎觇腹大，搓摩百次到胸前。
穴称肚角在脐旁，痛泻都缘乳食伤，
善把掌心轻重按，止疼止泻是良方。
膝上寻来有百虫，按摩此穴治惊风，
小儿抽搐如何止，指屈推时屈若弓。

膝后从何觅委中，弯时纹现穴相逢，
向前跌仆神经乱，一掐居然血气通。
穴名龟尾即臀尖，揉法全凭在转旋，
不仅善疗红白痢，纵然泄泻亦安然。
三阴交在内踝尖，血脉能通按在先，
须记急惊从上起，慢惊由下上推前。
涌泉穴在足之心，妙手轻揉力不禁，
吐泻立时能制止，左旋右转孰知音。
足跟有穴是昆仑，临灸全凭穴认真，
急慢惊风须一截，半身不遂总回春。

《推拿捷径》

二十七、推拿三字经

小婴儿	看印堂	五色纹	细心详	色红者
心肺恙	俱热证	清则良	清何处	心肺当
退六腑	即去恙	色青者	肝风张	清则补
自无恙	平肝木	补肾脏	色黑者	风肾寒
揉二马	清补良	列缺穴	亦相当	色白者
肺有痰	揉二马	合阴阳	天河水	立愈恙
色黄者	脾胃伤	若泻肚	推大肠	一穴愈
来往忙	言五色	兼脾良	曲大指	补脾方
内推补	外泻祥	大便闭	外泻良	泻大肠
立去恙	兼补脾	愈无恙	若腹疼	窝风良
数在万	立无恙	流清涕	风感伤	蜂入洞
鼻孔强	若洗皂	鼻两旁	向下推	和五脏
女不用	八卦良	若泻痢	推大肠	食指侧
上即上	来回推	数万良	牙疼者	骨髓伤

揉二马	补肾水	推二穴	数万良	治伤寒
拿列缺	出人汗	立无恙	受惊吓	拿此良
不醒事	亦此方	或感冒	急慢恙	非此穴
不能良	凡出汗	忌风扬	霍乱病	暑秋伤
若止吐	清胃良	大指根	震艮连	黄百皮
真穴详	凡吐者	俱此方	向外推	立愈恙
倘肚泻	仍大肠	吐并泻	板门良	揉数万
立愈恙	进饮食	亦称良	瘟疫者	肿脖项
上午重	六腑当	下午重	二马良	兼六腑
立消亡	分男女	左右手	男六腑	女三关
此二穴	俱属凉	男女逆	左右详	脱肛者
肺虚恙	补脾土	二马良	补肾水	推大肠
来回推	久去恙	或疹痘	肿脖项	仍照上
午别恙	诸疮肿	明此详	虚喘嗽	二马良
兼清肺	兼脾良	小便闭	清膀胱	补肾水
清小肠	食指侧	推大肠	尤来回	轻重当
倘考疮	辨阴阳	阴者补	阳清当	紫陷阴
红高阳	虚歉者	先补强	诸疮症	兼清良
疮初起	揉患上	左右旋	立消亡	胸膈闷
八卦详	男女逆	左右手	运八卦	离宫轻
痰壅喘	横纹上	左右揉	久去恙	治歉症
并痨伤	歉弱者	气血伤	辨此证	在衣裳
人着袷	伊着棉	亦咳嗽	名七伤	补要多
清少良	人穿袷	他穿单	明五痨	肾水伤
分和藏	清补良	在学者	细心详	眼翻者
上下僵	揉二马	捣天心	翻上者	捣下良
翻下者	捣上强	左捣右	右捣左	阳池穴

头痛良　风头痛　蜂入洞　左旋右　立无恙
天河水　口生疮　遍身热　多推良　中气风
男左逆　右六腑　男用良　左三关　女用强
独穴疗　数三万　多穴推　约三万　遵此法
无不良　遍身潮　拿列缺　汗出良　五经穴
肚胀良　水入土　不化谷　土入水　肝木旺
小腹寒　外劳宫　左右旋　久揉良　嘴唇裂
脾火伤　眼胞肿　脾胃恙　清补脾　俱去恙
向内补　向外清　来回推　清补双　天门口
顺气血　五指节　惊吓伤　不计次　揉必良
腹痞疾　时摄良　一百日　即无恙　上有火
下有寒　外劳宫　下寒良　六腑穴　去火良
左三关　去寒恙　右六腑　亦去恙　虚补母
实泻子　曰五行　生尅当　生我母　我生子
穴不误　治无恙　古推书　身手足　执治婴
无老方　皆气血　何两样　数多寡　轻重当
吾载穴　不相商　老少女　无不当　遵古推
男女分　俱左手　男女同　余尝试　并去恙
凡学者　意会方　加减推　身歉度　病新久
细思详　推应症　无苦恙

《推拿三字经》